临床五官科疾病诊断与治疗

王　涛　赵永坤　杨钦龙　谭国杰　于运红　编　著

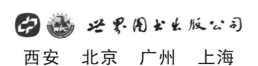

世界图书出版公司

西安　北京　广州　上海

图书在版编目（CIP）数据

临床五官科疾病诊断与治疗/王涛等编著.—西安：
世界图书出版西安有限公司，2021.7
ISBN 978-7-5192-8824-2

Ⅰ.①临… Ⅱ.①王… Ⅲ.①五官科学－疾病－诊疗
Ⅳ.①R76

中国版本图书馆CIP数据核字（2021）第155554号

书　　名	临床五官科疾病诊断与治疗
	LINCHUANG WUGUANKE JIBING ZHENDUAN YU ZHILIAO
编　　著	王　涛　赵永坤　杨钦龙　谭国杰　于运红
责任编辑	马元怡
装帧设计	济南睿诚文化发展有限公司
出版发行	世界图书出版西安有限公司
地　　址	西安市锦业路1号都市之门C座
邮　　编	710065
电　　话	029-87214941　029-87233647（市场营销部）
	029-87234767（总编室）
经　　销	全国各地新华书店
印　　刷	山东麦德森文化传媒有限公司
开　　本	787mm×1092mm　1/16
印　　张	13.25
字　　数	227千字
版次印次	2021年7月第1版　2021年7月第1次印刷
国际书号	ISBN 978-7-5192-8824-2
定　　价	98.00元

☆ 版权所有，侵权必究 ☆

Editorial Committee **编委会**

主　编

王　涛　　赵永坤　　杨钦龙　　谭国杰

于运红

副主编

代晓鹏　　李文博　　王　敏　　王　英

张洪娜　　张园园　　冷金霞　　何　晴

编　委（按姓氏笔画排序）

于运红　　王　英　　王　倩　　王　涛

王　敏　　代晓鹏　　李文博　　杨钦龙

何　晴　　冷金霞　　张　霞　　张园园

张洪娜　　赵永坤　　谭国杰

前言

官即感官,五官一般指眼、口、耳、鼻和咽喉。五官科学是研究发生于眼、口、耳、鼻、咽喉部位的疾病,探究气管、支气管、食管异物及与其相关联的解剖、生理、病因、病理、诊断、治疗、预防等的学科。现代科学技术的发展为五官科学提供了新的机遇,也带来了新的挑战。特别是近年来,医学领域取得了许多令人瞩目的成果,新技术、新仪器、新理论的不断出现,使五官科学达到了前所未有的水平。五官各科有其各自的特点,且与临床各科关系密切,不少全身性疾病具有五官方面的症候,而五官方面的一些疾病又是全身性疾病的表现。因此,要以整体观念理解和学习五官科学,理解五官科疾病与全身性疾病的关系,为适应基层医疗临床工作打下良好的基础。本书正是在此背景下编写的。

本书分三篇编写,共九章,主要讲解了眼科疾病、耳鼻咽喉科疾病和口腔科疾病。内容涵盖了各科常见病和多发病的病因、发病机制、临床表现、实验室检查、诊断与鉴别诊断、治疗和预防等内容。全书贯穿了各科疾病的基本理论、基本知识,集临床医师多年来的诊疗经验于一体,展现了疾病诊断与治疗过程中不同角度的思维方式,容易引起误诊疾病的鉴别点及治疗中应注意的事项等。本书内容层次分明,阐述新颖,用简洁的语言描述病情,着重介绍了基础知识和现代医学的防治方法,具有科学性和实践性,可以作为五官科临床医生的参考书。

　　本书在编写过程中,借鉴了诸多临床书籍与文献资料,在此表示衷心的感谢。由于编委均身负五官科一线临床工作,且编写时间仓促,难免有错误及不足之处,恳请广大读者见谅,并给予批评指正,以便我们更好地总结经验,起到共同进步、提高五官科临床诊治水平的目的。

《临床五官科疾病诊断与治疗》编委会

2021 年 3 月

目 录
CONTENTS

第一篇 眼科疾病

第二篇　耳鼻咽喉科疾病

❦❦　第三篇　口腔科疾病　❦❦

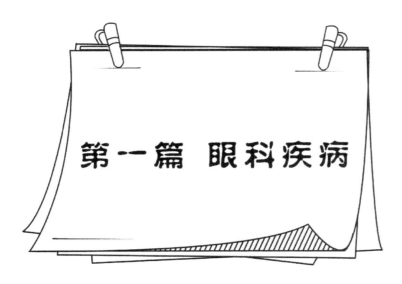

第一篇 眼科疾病

第一章　角膜疾病

第一节　角膜营养不良

角膜营养不良指与遗传有关的原发性病变,具有病理组织学特征的组织改变,与因食物摄入不足引起的营养不良无关。据受侵犯角膜层次而分为角膜前部、实质部及后部角膜营养不良三类。

一、上皮基底膜营养不良

(一)定义

上皮基底膜营养不良(地图-点状-指纹状营养不良)是前部角膜营养不良类型中最常见的一种角膜病。常见于 40～70 岁的人群,女性稍多。

(二)临床表现

患者可出现反复性上皮剥脱、眼部疼痛、刺激症状及暂时的视力模糊。

(三)诊断

(1)点状病变为上皮层内灰白色混浊点,即微小囊肿及细小线条。

(2)地图状条纹较粗,为淡混浊区。

(3)指纹状线条,为上皮层内半透明细条纹,呈同心弯曲排列,类似指纹。

(4)泡状小的透明圆疱,位于上皮内。

(5)角膜上皮糜烂时出现疼痛、畏光、流泪、视力模糊等症状。此类症状多发生在 30 岁以后。

(四)治疗

用氯霉素滴眼液、素高捷疗眼膏、抗生素滴眼液等滴眼,或佩戴软性接触镜。

二、颗粒状角膜营养不良

(一)定义

颗粒状角膜营养不良是角膜基质营养不良之一，为常染色体显性遗传，外显率为97%。光镜下可见角膜实质浅或上皮层内颗粒为玻璃样物质，用Masson三重染色沉着物呈亮红色。

(二)临床表现

病情进展缓慢，视力下降，为双侧性病变。常出现于10岁以前，但很少在中年以前出现症状，角膜糜烂少见。

(三)诊断

(1)双侧对称性角膜病变。

(2)病情进展缓慢，视力下降。

(3)裂隙灯下可见角膜中央部实质浅层有较多散在灰白小点组成的面包渣样混浊，其间有透明角膜分隔，角膜周边不受侵犯。

(四)治疗

(1)视力好时，不需治疗。

(2)较大面积混浊，视力明显下降的，可行角膜移植术。

(3)本病为规律的显性遗传病，外显率高。预防在于遗传咨询。

三、Fuchs角膜内皮营养不良

(一)定义

Fuchs角膜内皮营养不良是角膜后部营养不良的典型代表。有些患者为常染色体显性遗传。病理改变为角膜变薄，内皮细胞减少，后弹力层增厚，且有滴状赘疣位于其后，此为角膜小滴。实质层水肿，绕核性间隙加宽，胶原排列紊乱，角膜细胞增多。

(二)临床表现

眩光、视力模糊，特别是在觉醒时为甚，可以进展为严重眼痛。一般在50岁以前很少出现，症状稳定。为常染色体显性遗传。

(三)诊断

(1)本病双眼发病，双侧常不对称。病情进展极缓慢。多见于绝经期妇女。50岁以后症状逐渐加重。

（2）早期角膜中央部后面可见滴状赘疣。中期为内皮功能损害,实质层及上皮层水肿;上皮发生大疱,大疱破后则剧痛。晚期大疱性角膜病变病症状缓解,但角膜水肿增厚加重而使视力受损严重。

（四）推荐检查

（1）眼压。

（2）角膜厚度检查,可以确定中央角膜的厚度。

（五）治疗

（1）滴氯霉素滴眼液、硫酸软骨素滴眼液、素高捷疗眼膏。可用高渗盐水（5％氯化钠）滴眼,减轻角膜水肿。

（2）晚期可行穿透性角膜移植术。

四、大疱性角膜病变

（一）定义

大疱性角膜病变是由于角膜内皮功能破坏,产生严重的角膜实质水肿、上皮下水肿,发生角膜上皮大疱、视力明显下降的角膜病。

（二）临床表现

视力下降、眼痛、流泪、畏光、眼红和异物感。

（三）诊断

（1）视力下降、眼痛、流泪、畏光和异物感。

（2）裂隙灯下可见角膜表层水痘,水疱大小不等,水疱破裂处荧光素着色。角膜基质混浊。

（四）推荐检查

（1）检查眼压。

（2）散瞳眼底检查:排除黄斑囊样水肿和玻璃体炎症。

（3）荧光素血管造影:帮助诊断黄斑囊样水肿。

（五）治疗

同 Fuchs 角膜内皮营养不良的治疗。

第二节 角 膜 炎 症

一、细菌性角膜溃疡

(一)定义

细菌性角膜溃疡是由细菌引起的严重的急性化脓性角膜炎症。

(二)临床表现

(1)发病较急,常在角膜外伤后 24～48 小时发病。

(2)有眼痛、畏光、流泪、眼睑痉挛等刺激症状。

(3)视力下降。

(4)分泌物多。

(5)睫状充血或混合充血。

(6)角膜出现局限性混浊及溃疡,角膜穿孔。

(7)前房积脓。

(三)诊断

(1)急性发病,有外伤史或慢性泪囊炎病史。

(2)有眼痛等刺激症状。

(3)睫状充血或混合充血。

(4)角膜局灶性混浊、溃疡,荧光素染色阳性,角膜穿孔。

(5)实验室检查可找到致病细菌。

(四)推荐检查

细菌学检查:①角膜刮片检查,革兰氏染色或 Giemsa 染色可找到细菌。②结膜囊细菌培养及药物敏感试验。

(五)治疗

1.治疗原则

结合临床特征与刮片检查结果,及早采用有效抗生素治疗,尽可能使溃疡早日愈合。

2.治疗方法

(1)急性期用高浓度的抗生素滴眼液频繁滴眼,如诺氟沙星、庆大霉素、妥布霉素等滴眼液。

（2）结膜下注射,如庆大霉素 2 万 U、头孢孟多 100 mg、头孢唑啉 100 mg,药液量为 0.5 mL。如为铜绿假单胞菌感染,可用多黏菌素滴眼液滴眼及结膜下注射。

（3）5％碘酊液灼烧角膜溃疡基底及边缘。

（4）有慢性泪囊炎者应及时治疗。重者为预防虹膜睫状体炎并发症,应用 1％阿托品滴眼液散瞳。

（5）其他,热敷、口服维生素等。

二、真菌性角膜炎

（一）定义

真菌性角膜炎是由真菌侵犯角膜发生的严重的化脓性角膜溃疡,发病前常有植物性眼角膜外伤。眼局部皮质激素和广谱抗生素滥用也可诱发。夏、秋季节发病率高,常见于农民和老年体弱者以及近年有戴接触镜感染者。

（二）临床表现

（1）农作物引起的角膜外伤,病情进展缓慢,病程较长,抗生素治疗无效。

（2）畏光、流泪、眼睑痉挛刺激症状与溃疡大小相比较轻。

（3）视力下降。

（4）角膜病灶稍隆起,表面粗糙、干燥,病灶外周可有结节样灰白卫星灶,病灶周围可见灰白色免疫环。

（5）前房积脓,量多、黏稠,常不成液平面。

（三）诊断

（1）农作物眼外伤史,发病慢,病程长,久治不愈。

（2）与溃疡相比,眼部刺激症状相对较轻。

（3）角膜病灶表面稍隆、干燥,可见卫星灶、免疫环。

（4）前房积脓黏稠,不成液平面。

（5）涂片和培养可找到真菌。

（四）推荐检查

1.涂片法

在溃疡边缘刮取角膜坏死组织,涂在载玻片上,在显微镜下找真菌丝及孢子。

2.涂片染色法

病灶组织可用 Giemsa 染色、革兰氏染色或六胺银染色法等,在显微镜下找到被染色的真菌丝。

3.真菌培养

用沙氏培养基培养。

(五)治疗

1.原 则

及时有效地给予抗真菌治疗,溃疡愈合后继续用药半个月以上,以防复发。禁用皮质激素。

2.治疗方法

(1)抗真菌药物:①咪康唑,用5%葡萄糖液配成1%溶液,滴眼,每小时1次。1%眼膏,每晚1次涂入结膜囊内。结膜下注射 10 mg,每天或隔天1次。400~600 mg 静脉滴注,每天1次。②酮康唑,每天200~400 mg,口服。③0.2%氟康唑溶液滴眼,每小时1次;0.2%氟康唑溶液0.4mL,结膜下注射,每天或隔天1次;2 mg/mL 静脉注射滴注,每天1次,每次100 mL。④克霉唑,1%混悬液滴眼,每小时1次;1%~3%眼膏,每天2~3次;口服1.0 g,每天3次。

(2)其他疗法:①1%~2%碘化钾溶液滴眼,每天3~4次。②2.5%~5%碘酊灼烧溃疡面。用1%丁卡因溶液滴眼一次后,用毛笔样棉签蘸碘酊涂溃疡面,再点一次丁卡因,立即用生理盐水冲洗,涂咪康唑眼膏,包盖。注意蘸碘酊不宜过多,以免烧伤健康角膜。③1%阿托品溶液散瞳。

(3)手术疗法:抗真菌治疗病情不能控制,角膜穿孔者可行治疗性穿透性角膜移植术。

三、单纯疱疹性角膜炎

(一)定义

单纯疱疹性角膜炎(herpes simplex keratitis,HSK)是因单纯疱疹病毒感染使角膜形成不同形状和不同深度的混浊或溃疡的角膜炎症,是一种常见的致盲性眼病。其特征是反复发作,近些年发病率有上升的趋势。

(二)临床表现

(1)以前有眼病发作史,病程长,反复发作。

(2)单眼多见。

(3)眼红、疼痛、畏光、流泪。

(4)视力下降。

(5)眼睑皮肤疱疹。

(三)诊断

(1)有热病史等复发诱因,自觉症状同其他型角膜炎。

(2)角膜病变呈树枝状、地图状溃疡及盘状深层混浊等不同形状。

(3)病程长,反复发作。

(4)多为单眼发病,也可双眼发病。

(5)角膜知觉减退。

(四)推荐检查

1.HSV 单克隆抗体诊断药盒

对角膜上皮刮片做病原学诊断,有较好的敏感性和特异性,可迅速出结果。

2.荧光素标记抗体染色技术

在被感染细胞内可找到特异的颗粒荧光染色,可区分 HSV-Ⅰ 或Ⅱ病毒。

3.细胞学检查

刮片 HE 染色,可见多核巨细胞、核内包涵体。

4.电镜检查

电镜检查可查找到病毒颗粒。

5.人外周血 T 细胞亚群测定

OKT_3、OKT_4、OKT_8、$T_4 < T_8$ 比值。单纯疱疹活动期表现为 T_4 下降,T_8 升高,$T_4/T_8 < 1$,说明机体处于免疫抑制和免疫调节紊乱状态。

6.血清学检查

血清中和抗体效价测定,对原发感染有意义。

7.病毒分离

准备可靠,但需要一定设备条件和时间。

(五)治疗

1.治疗原则

上皮性和溃疡型病变,需用抗病毒药物,禁用激素。因免疫反应引起的盘状角膜炎可谨慎用激素,同时用抗病毒药物。

2.治疗方法

(1)抗病毒药物:①碘苷(疱疹净),0.1%滴眼液每1～2 小时 1 次,或 0.5%眼膏每天 5 次。②阿糖胞苷，结膜下注射 0.2% 溶液 0.3～0.6 mL，隔天或每周 1～2 次。③安西他滨（环胞苷），0.05% 滴眼液每 1～2 小时 1 次或用 0.1% 眼膏每天 2 次，也可结膜下注射 1% 溶液 0.3 mL。④阿糖胞苷，3% 眼膏每天 5 次涂眼。⑤阿昔洛韦，0.1% 滴眼液每天 6 次，或 3% 眼膏每天 5 次，也可口服，200 mg，每天 5 次；静脉滴注，50 mg/kg，每天 1 次。⑥曲氟尿苷（三氟胸腺嘧啶核苷），1%～5% 溶液，每天 4～6 次，1% 眼膏每天 1 次。⑦利巴韦林（病毒唑），0.5% 溶液，每天 4～6 次。⑧更昔洛韦（丙氧鸟苷），0.1%～0.2% 溶液，每小时 1 次；0.5%～1% 眼膏，每天 2～5 次。

（2）干扰素：人血白细胞干扰素 8 万～16 万 U/mL 溶液滴眼，5 万～40 万 U 结膜下注射。

（3）聚肌胞：0.1% 滴眼；结膜下注射 1 mg，每周 2 次；肌内注射 2 mg，隔天 1 次。

（4）左旋咪唑：口服 50 mg，每天 2 次，每周连服 3 天。

（5）类固醇皮质：尽量要低浓度，少次数，局部用药为主。并应递减，不可骤停。

（6）清创疗法：①用湿棉棒擦去角膜病变区及其周围溶解组织。②用棉签蘸碘酒涂布溃疡区，用生理盐水冲洗。③用 1.5 mm 冷冻头，温度为 －80～－60 ℃，冷冻角膜溃疡面，每点 3 秒，反复 2～4 次。

（7）手术疗法：病情严重、溃疡或瘢痕大，视力在 0.1 以下者可行穿透性角膜移植术。

四、棘阿米巴角膜炎

(一)定义

棘阿米巴角膜炎是由棘阿米巴原虫感染引起的一种慢性、进行性、溃疡性角膜炎。通过污染的角膜接触镜、土壤和水源感染角膜而发生，病程约数月。

(二)临床表现

发病初期有异物感、眼部剧痛、眼红、畏光流泪持续数周。

(三)诊断

（1）病史，如佩戴角膜接触镜史等。

（2）发病初期有异物感、畏光、流泪、视力下降、眼痛剧烈等症状。

（3）角膜浸润，上皮混浊，假树枝状或局部点状荧光素着色。

（4）角膜基质浸润及沿角膜神经的放射状浸润，形成放射状角膜神经炎。角膜感觉明显减退。

（5）基质形成炎症浸润环，环周有白色卫星灶，中央基质混浊，颇似盘状角膜炎，常有前房积脓。

（四）推荐检查

（1）革兰氏染色和 Giemsa 染色组织涂片可见棘阿米巴原虫。

（2）培养采用琼脂大肠埃希菌干板，可使污染的接触镜和组织标本内的棘阿米巴原虫生长。

（3）做角膜刮片，必要时做角膜活检，用间接荧光素标记抗体染色或氟化钙白染色做诊断。

（五）治疗

1.药物治疗

（1）0.5％新霉素和普罗帕米滴眼液，每小时 1 次，晚上应用，1 周以后逐渐减量，疗程 4 个月以上。

（2）克霉唑、咪康唑或酮康唑眼药膏或滴眼液滴眼。

2.手术治疗

早期可行上皮清创。如病灶局限、药物治疗失败，可行穿透性角膜移植术。

五、基质性角膜炎

（一）定义

基质性角膜炎是位于角膜深层而不形成表面溃疡的非化脓性炎症。

（二）临床表现

（1）眼部疼痛、畏光、流泪、眼红等刺激症状显著。

（2）视力下降，严重者仅有光感。

（3）一般双眼发病。

（三）诊断

（1）眼部疼痛、畏光、流泪等刺激症状显著，视力下降，一般双眼发病。

（2）角膜基质深层有细胞浸润及水肿，后弹力层皱褶，外观呈毛玻璃状。

（3）新生血管在角膜绕核性间呈暗红色毛刷状，严重者波及全角膜。

（4）房水混浊及有角膜后沉着物。

（5）结核引起的基质炎，基质浸润常为扇形、周边性、单侧性，且更为表浅。

(四)推荐检查

(1)梅毒血清学检查:快速血浆反应素试验(RPR)、荧光素螺旋体抗体吸附试验(FTA-ABS),或微量血清梅毒螺旋体试验(TPHA)。

(2)结核菌素试验。

(3)当 FFA-ABS 或 TPHA 阴性或 PPD 阳性时做 X 线胸片检查。

(4)进一步检查血沉(ERS)、抗核抗体(ANA)、类风湿因子、莱姆滴度。

(五)治疗

(1)局部可用类固醇皮质滴眼及球结膜下注射。

(2)1%阿托品溶液滴眼,每天 1 次。

(3)病因治疗,如抗梅毒、抗结核和抗病毒治疗等。

(4)浓厚的角膜瘢痕,可行穿透性角膜移植术。

六、神经麻痹性角膜炎

(一)定义

神经麻痹性角膜炎是由于三叉神经周围性麻痹,使角膜营养障碍而发生的角膜炎症。

(二)临床表现

眼红,瞬目反应迟钝。

(三)诊断

(1)结膜充血为早期表现。

(2)角膜感觉减退,瞬目反应迟钝,可伴同侧面额皮肤感觉减退等现象。

(3)角膜上皮有水肿脱落,基质层浸润混浊,可形成溃疡。若继发感染,则出现前房积脓及角膜穿孔。

(四)推荐检查

荧光素染色裂隙灯检查。

(五)治疗

(1)局部滴用抗生素滴眼液及眼膏并用眼垫包眼。如有继发感染,则按感染性角膜溃疡处理。

(2)长期不愈者,可行睑裂缝合术,待 6～12 个月后再予以打开,并可佩戴软性角膜接触镜。

七、暴露性角膜炎

(一)定义

暴露性角膜炎是由于角膜失去保护而暴露在空气中,引起干燥、上皮脱落而发生感染的角膜炎症。

(二)临床表现

眼部刺激征、烧灼感、单眼或双眼发红,常常晨起时加重。

(三)诊断

(1)有以下病因的相应表现,如眼球突出、眼睑缺损、瘢痕性睑外翻、面神经麻痹、眼轮匝肌麻痹、上睑下垂矫正术后上睑滞留和睑闭合不全、深昏迷、深麻醉状态。

(2)角膜病变常始于暴露的部位,由浅部向深部发生,上皮干燥脱落,基质浸润混浊,可形成溃疡。如有继发感染,病情急剧恶化,可引起前房积脓。

(四)推荐检查

(1)荧光素染色裂隙灯检查。

(2)检查各种潜在的病因,如第Ⅶ对脑神经麻痹。

(五)治疗

(1)以治疗病因为主,如眼睑缺损修补术、睑植皮术等。若睑裂闭合不全,可酌情行睑裂缝合术,减轻或解除其闭合不全,或佩戴软性接触镜保护角膜上皮。

(2)频滴人工泪液及抗生素滴眼液,晚上用抗生素眼膏包盖。

(3)若有继发感染,则按感染性角膜溃疡处理。

八、蚕食性角膜溃疡

(一)定义

蚕食性角膜溃疡是一种边缘性、慢性匐行性、浅层、疼痛性角膜溃疡,常发生于中老年人。

(二)临床表现

蚕食性角膜溃疡多发生于成年人,有剧烈的眼痛、畏光、流泪及视力下降。

(三)诊断

(1)有明显的刺激症状和较重的眼部疼痛,视力减退。

(2)混合充血:溃疡始于角膜周边部,炎症浸润向中央角膜浅层基质层蚕食性缓慢进展,向角膜中央进展呈潜掘状。在溃疡进展的同时,原有的溃疡区逐渐由血管化组织填补。

(3)虹膜有炎症反应、粘连。常并发白内障和继发青光眼。

(四)治疗

目前尚缺乏特效治疗方法。治疗原则是对轻症患者首先采取积极的药物治疗,对疗效欠佳或重症患者采取手术治疗和药物治疗相结合。

(1)免疫抑制药与皮质激素联合系统用药。

(2)球结膜环切术。

(3)绕核性角膜移植术或穿透性角膜移植术。

九、浅层点状角膜病变

(一)定义

浅层点状角膜病变(superficial punctuate keratopathy)是一系列累及角膜上皮、上皮基底膜、前弹力层膜及其邻近的角膜浅层基质的点状病变。

(二)临床分型

浅层点状角膜病变分为 3 种类型,即点状上皮角膜炎、点状上皮糜烂和点状上皮下浸润。

(三)诊断

1.点状上皮角膜炎

此型在裂隙灯直照下呈灰白色点状混浊,用荧光素和虎红染色阳性。

2.点状上皮下浸润

此型在裂隙灯下于前弹力层下方的最浅基质层有略带灰白或灰黄色点状浸润,愈合后留薄翳。

3.点状上皮糜烂

此型为上皮单个或多个点状缺损。缺损区透明,其周围角膜上皮水肿。缺损修复后可见上皮有指纹或旋涡状混浊。

(四)推荐检查

荧光素或虎红染色裂隙灯检查。

(五)治疗

(1)病因治疗。

（2）抗感染治疗,用含有微量类固醇皮质(0.001％地塞米松)的抗生素滴眼液滴眼。

（3）改善局部营养及环境,可用人工泪液、素高捷疗眼膏等。

（4）一般禁用热敷,以免局部充血,增强变态反应。

第三节　角膜软化症

一、定义

角膜软化症是由维生素 A 缺乏引起的一种角膜溶化及坏死的致盲眼病。

二、临床表现

患儿消瘦,精神萎靡,皮肤干燥粗糙呈棘皮状,声音嘶哑,由于消化道及呼吸道的上皮角化,患儿可伴有腹泻或咳嗽。早期症状主要是夜盲,但因幼儿不能诉述,常被忽略。

三、诊断

（1）患儿消瘦,精神萎靡,皮肤干燥粗糙,声音嘶哑。

（2）夜盲:夜间视力不好,暗适应功能差。但因幼儿不能诉述而不被发现。

（3）结膜干燥,在睑裂部近角膜缘的球结膜上出现三角形的尖端向外眦部的干燥斑,称 Bitot 斑。

（4）角膜早期干燥无光泽,呈雾状混浊,继之溶化坏死形成溃疡、感染,进而穿孔。

四、治疗

（1）病因治疗:积极治疗内科疾病,改善营养。维生素 AD 每次 0.5～1 mL,每天 1 次,连续10～15次。

（2）用抗生素滴眼液或眼膏抗感染。

（3）用 1％阿托品眼膏散瞳防虹膜粘连。

（4）若角膜已穿孔,可行结膜遮盖术或角膜移植术。如眼内容物脱出,可行眼球摘除术或眼内容物剜除术。

第四节 角 膜 变 性

一、老年环

(一)定义

老年环是角膜周边部基质内的类脂质沉着,多见于老年人。如发生在青壮年,则称为青年环。

(二)临床表现

老年环常见于老年人,黑色人种更多见。超过 80 岁的老人,几乎都有老年环。该环呈白色,约 1 mm 宽,与角膜缘之间有一透明角膜带分隔。绝大多数为双侧性。

(三)诊断

(1)年龄,多见于老年人。

(2)角膜周边灰白色混浊,先上下,后内外,最后形成环形,宽约 1 mm,外侧边界清楚,内侧边界稍模糊,与角膜缘之间有狭窄的透明带相隔。

(3)对视力无影响。

(四)治疗

不需治疗。

二、角膜带状变性

(一)定义

角膜带状变性是一种由于营养失调累及前弹力层的表浅角膜钙化变性。

(二)临床表现

视力下降、异物感、角膜上皮缺损等,有时伴有新生血管。

(三)诊断

角膜混浊起始于角膜内外缘的睑裂部位,在前弹力层出现细点状灰白色钙质沉着,混浊的周边侧边缘清楚,与角膜缘之间有约 1 mm 宽透明的正常角膜组织相间隔。混浊由两侧逐渐向中央扩展,最后连成两端宽,中间窄的带状混浊。对视力有明显影响。

（四）推荐检查

（1）眼压检测,视神经检查。

（2）如果无眼前节疾病或长期青光眼体征,角膜带状变性不能够解释,可考虑以下检查:测血钙、球蛋白、镁离子、血脂水平、尿素氮、肌酐含量,怀疑痛风时测定尿酸水平。

（五）治疗

（1）轻症无须治疗,混浊严重者可行绕核性角膜移植术。

（2）要在表面麻醉下刮去角膜上皮,用依地酸二钠(浓度为 $0.5\% \sim 2\%$)清洗角膜,利用其发生螯合作用而去除钙质。

第五节　角膜先天性异常

一、圆锥角膜

（一）定义

圆锥角膜是一种先天性角膜发育异常,表现为角膜中央进行性变薄,向前呈圆锥状突出的角膜病变。多在青春期发病,发展缓慢,多为双侧性,可进行性发生、程度不一,女性多见。

（二）临床表现

从青春期到中年时进行性视力下降,早期为高度不易矫正的散光所致。急性角膜水肿可致视力突然下降、眼痛、眼红、畏光、大量流泪等。

（三）诊断

（1）视力下降,早期为高度不易矫正的散光所致。

（2）角膜顶端变薄呈锥形隆起。

（3）角膜中央部水肿、混浊、瘢痕形成。

（4）极早期圆锥角膜可通过角膜地形图检测发现。

（四）推荐检查

（1）检影和屈光检查:寻找不规则散光和红光反射有无水滴或检影。

（2）角膜散光仪和角膜地形图:角膜地形图中央和下部角膜陡峭。角膜散光仪检查见不规则旋涡和陡峭。

（五）治疗

（1）轻度圆锥角膜可配硬性角膜接触镜，也可行表层角膜镜片术。

（2）重度者、角膜混浊严重者，可行穿透性角膜移植术。

二、大角膜

（一）定义

大角膜指角膜横径＞12 mm 的一种发育异常，为常染色体隐性或显性遗传。男性多见。

（二）诊断

（1）角膜横径＞12 mm，角膜透明，眼前部较正常增大。

（2）眼压、眼底和视功能在正常范围。也可有近视或散光。

（三）治疗

无须治疗。

三、小角膜

（一）定义

小角膜是指角膜横径＜10 mm 的一种发育异常，为常染色体隐性或显性遗传。

（二）诊断

（1）角膜横径＜10 mm，角膜扁平，前房较浅，眼球往往相对较小。

（2）视力差或弱视，或有高度远视。

（三）治疗

无须治疗。因易发闭角型青光眼，在该病易发年龄阶段可行激光虹膜周边切除术以预防。

第六节　角膜扩张性病变

一、球形角膜

球形角膜是一种出生时即存在以角膜变薄并呈球形隆起的先天性角膜病

变,临床上罕见,多为常染色体隐性遗传。

(一)病因

目前病因不明。一般认为是与扁平角膜发病原因相反的一种发育异常,也有人认为该病是大角膜的一种异型或水眼病变过程中止所致。还有人认为,此病与圆锥角膜的发病有着密切的关系,临床上有双眼球形角膜的父亲其儿子患双眼圆锥角膜的报道。

(二)临床表现

角膜均匀变薄并呈球状隆起,尤其是在周边部,约为正常角膜厚度的1/3,有时合并巩膜组织变薄而形成蓝色巩膜。但角膜透明,直径一般正常。如有后弹力层破裂,可发生角膜水肿、混浊。病变为静止性,一般不发展,无明显自觉症状,可有屈光不正存在。

(三)诊断

(1)角膜均匀变薄呈球状隆起,但透明,直径正常。

(2)后弹力层破裂时,角膜急性水肿、混浊。

(3)如合并巩膜组织变薄可形成蓝色巩膜。

(四)鉴别诊断

1.圆锥角膜

角膜中央部进行性变薄并向前呈圆锥状突出;进行性视力减退和严重的不规则散光。裂隙灯检查可见圆锥底部角膜浅层有 Fleischer 环,如角膜后弹力层破裂,角膜水肿、混浊。

2.先天性前葡萄肿

出生后即可见角膜混浊,并向前膨隆,葡萄膜黏附于角膜背面,嵌顿的虹膜隐约出现于菲薄的角膜之后,使角膜呈蓝色。

(五)治疗

目前尚无治疗方法,但应嘱患者注意保护眼球,防止外伤,以免引起眼球破裂。

二、后部圆锥角膜

后部圆锥角膜为罕见的角膜后表面异常,单眼发病,迄今报道的所有病例均为女性,无遗传倾向。

（一）病因

病因不明，可能是胚胎期由某种原因使中胚叶发育不良所致。

（二）临床表现

患者出生时即存在角膜后表面弧度增加，甚至呈锥状，但前表面弧度则保持正常，使角膜中央区相对变薄。角膜基质层可能透明，也可能混浊。如不伴有角膜基质层混浊者，尚能保持较好视力。根据角膜受累的范围可分为局限型和完全型。病变常为静止性，用裂隙灯光学切面检查可明确诊断。患者常有不规则散光，用检影法检查呈现剪动影。

（三）诊断

主要根据患者角膜后表面弧度增加而前表面弧度正常，角膜中央区相对变薄。患者有不规则散光，检影法验光检查呈现剪动影而诊断。

（四）鉴别诊断

本病应主要与圆锥角膜鉴别。后者表现为青少年时期起病，角膜中央部进行性变薄并向前呈圆锥状突出，角膜前后表面弧度均增加。伴有进行性视力减退和严重的不规则散光。裂隙灯检查可见圆锥底部角。

（五）治疗

目前尚无治疗方法。

三、Terrien 角膜边缘变性

Terrien 角膜边缘变性是一种发生于角膜边缘部的非炎性缓慢进展的角膜变薄性疾病。

（一）病因

本病被认为可能与神经营养障碍或角膜缘部毛细血管的营养障碍有关。近年来被认为是一种自身免疫性疾病。

（二）病理

本病被主要是基质层纤维变性，同时有胶原纤维脂质浸润，上皮细胞增生，基底膜和前弹力膜破坏，甚至消失。

角膜基质层变薄，纤维绕核性结构数目明显减少，新生的肉芽组织及新生血管伸入。后弹力膜撕裂、缺损或增厚，内皮细胞数目减少，细胞变性。

病变区各层组织均有明显的类脂沉着，常可见到淋巴细胞与浆细胞浸润。

（三）临床表现

10～30 岁发病，多为双眼发病，但病程进展不一致，从发现病变致角膜变薄有时可达 10～20 年以上。男性多于女性。

病变多发生于上半周角膜缘部，也可发生于其他部位或波及全周。早期可无自觉症状，随着病变的发展，可出现轻度刺激征和异物感，但不影响视力。病变晚期，由于病变区角膜膨隆，产生明显的散光而导致不同程度的视力下降。

根据病变的发展，可分为 4 期。

（1）浸润期：角膜周边部出现宽 2～3 mm 的混浊带，伴有新生血管生长，病变区球结膜轻度充血。

（2）变性期：病变区角膜变薄，形成一沟状凹陷。

（3）膨隆期：病变区角膜继续变薄，出现单个或多个菲薄囊泡样膨隆区，多位于 10 点、1 点及 5 点处。

（4）圆锥角膜期：病变区角膜张力下降，在眼压的作用下病灶向前膨出。并波及中央出现圆锥角膜样改变。严重者组织变薄如纸，当压力过猛或咳嗽时，病变区破裂，导致角膜穿孔，虹膜膨出，继而发生粘连性角膜瘢痕。

裂隙灯下，病变区角膜明显变薄，有新生血管伸入，正常角、结膜结构消失，而上皮层增厚，其他各层模糊不清。

（四）诊断

（1）典型者需具备角膜周边有灰白色浸润、新生血管、脂质沉着、角膜变薄、角膜沟、角膜膨隆及散光。

（2）非典型者假性翼状胬肉、复发性边缘性角膜炎及中央角膜混浊变薄。

（五）治疗

目前尚缺乏有效药物治疗。早期散光可以用光学眼镜矫正。反复发作的炎性改变，可用类固醇皮质激素治疗，亦可试用三氯醋酸烧灼或其他方法烧灼，以减轻散光。

病变晚期，可行结膜瓣遮盖术或绕核性角膜移植术，手术范围必须大于角膜病变，否则术后仍有复发和继续发展的可能。

四、角膜边缘透明变性

角膜边缘透明变性是一种发生于角膜下方周边部的少见的非炎症性疾病。由于角膜变薄隆起，可引起高度不规则散光，同时可使后弹力膜破裂导致角膜水肿。

（一）病因

病因不明。因其组织学和超微结构的改变与圆锥角膜相似，故有人认为该病变是局限于周边部的圆锥角膜。

（二）临床表现

本病多发生于 20～40 岁年龄的中青年，男女发病率相近，病程进展缓慢，病变可持续数十年。通常有与高度不规则散光有关的视力下降。多在出现畏光、流泪而就诊。

本病多发生在双眼角膜下方，可见宽约 1.2 mm 呈新月形的基质变薄区，与角膜缘之间有 1～2 mm 的正常区域。紧靠变薄区之角膜上皮可出现微小囊样水肿和基质层水肿，可累及视轴区。水肿区后弹力膜可呈灶性、旋涡性或斜行破裂或脱离。

Rodrigues 发现角膜上皮层有不规则增厚，前弹力膜有瘢痕形成，基质层变薄且内皮缺损。部分患者可发生急性角膜水肿。

角膜边缘透明样变性发生角膜水肿的机制，是因为内皮屏障功能丧失而导致后弹力膜破裂或脱离的结果，这可能是由角膜扩张变形所致。

（三）治疗

因本病可引起高度不规则性散光，可戴角膜接触镜矫正视力。部分病例需行绕核性或大口径的穿透性角膜移植术。

第二章 结膜疾病

第一节 细菌性结膜炎

一、急性卡他性结膜炎

急性卡他性结膜炎是由细菌感染引起的一种急性眼部传染病,俗称"红眼病",发病急,进展快,多为双眼先后发病。其主要特点是结膜充血明显,有脓性或黏液性分泌物。

(一)发病原因

常见致病菌为肺炎链球菌、*Kochweeks* 杆菌、流感嗜血杆菌、金黄色葡萄球菌等。细菌可通过多种媒介接触结膜。多在公共场合如学校、幼儿园中蔓延流行,特别是在春秋季节较多。

(二)临床表现

(1)急性发病,多为双眼先后发病。

(2)自觉流泪、异物感、灼热感。

(3)有黏液或脓性分泌物。

(4)检查可见眼睑肿胀,结膜充血,病变累及角膜时可有明显的畏光、疼痛、视力下降。严重者可出现假膜。

(5)少数患者可同时有上呼吸道感染或其他全身疾病。

(三)治疗

(1)在早期和高峰期做分泌物涂片或结膜刮片检查,确定病菌做药敏试验,选择有效药物治疗。

(2)若分泌物多可用生理盐水或3%硼酸水冲洗结膜囊;若分泌物不多可用

棉签蘸上述溶液清洁眼部。早期冷敷可减轻本病引起的不适症状。

（3）选用抗生素滴眼液频滴患眼。可采用 0.25％氯霉素、0.5％新霉素、0.1％利福平、0.3％氧氟沙星、0.5％庆大霉素等滴眼液滴眼。

（4）晚上涂抗生素眼膏，如四环素眼膏、多黏菌素眼膏等。

（四）预防

注意对患者的洗脸用具、手帕进行消毒，急性期患者应隔离，防止传染。

二、慢性卡他性结膜炎

慢性卡他性结膜炎为各种原因引起的结膜慢性炎症，多双侧发病，可分为感染性和非感染性两大类。

（一）发病原因

1.细菌感染

急性结膜炎未愈而转为慢性，也可能为毒力不强的菌种感染。如卡他球菌、大肠埃希菌、变形杆菌、链球菌等。

2.非感染性

不良的工作或居住环境刺激，如强光、有害气体；眼部刺激，如倒睫、慢性泪囊炎、睑缘炎等；长期应用某些药物、慢性鼻炎过敏状态等均可导致慢性结膜炎。

（二）临床表现

（1）主要症状为发痒、干涩感、刺痛、异物感和眼疲劳，夜间或阅读时加重。

（2）眼部可见黏液性白色泡沫状分泌物，量少，常聚集在眦部。

（3）睑结膜充血，肥厚，乳头增生呈天鹅绒状。

（4）可伴有泪阜充血肥厚，特别是泪道阻塞性结膜炎。

（三）治疗

（1）消除致病原因，改善工作环境及生活环境，消除不良习惯。

（2）细菌引起者给予适当的抗生素滴眼液及眼膏。

（3）局部用 0.25％硫酸锌滴眼液滴眼。

（4）抗过敏滴眼液滴眼。

三、淋菌性结膜炎

淋菌性结膜炎是一种传染性极强、破坏性很大的超急性化脓性结膜炎，俗称"脓漏眼"。它的特点是眼睑、结膜高度充血水肿，有大量脓性分泌物。如果得不到及时治疗，短时间内会发生角膜溃疡穿孔，严重的导致失明甚至丧失眼球。

(一)发病原因

淋菌性结膜炎多为淋病奈瑟菌感染所致。儿童多为出生时通过产道感染或通过患有淋病的父母的手、毛巾、洗涤用具等感染。成人为自身感染或他人的尿道分泌物所感染。

(二)临床表现

1.成人的临床表现

成人的临床表现如下。①起病急剧、发展迅速,多双眼或单眼发病。潜伏期一般十几个小时至2～3天。②刺激症状重,自觉眼痛、畏光、流泪。③眼睑结膜高度水肿、眼球结膜充血伴有小出血点及假膜、水肿。3～5天后眼睑肿胀减轻但结膜囊有大量脓性分泌物,不断地流出。十余天后分泌物逐渐减少,但仍有传染性。炎症消失后结膜留下很深的瘢痕,角膜上皮点状浸润,周边基质层可见片状或环形浸润,数天后浸润消退留下薄翳,严重者角膜周边或中央溃疡,最后造成穿孔。④伴有耳前淋巴结肿痛。

2.新生儿的临床表现

新生儿淋菌性结膜炎是新生儿眼病中最严重的。①一般在出生后2～3天内发病,双眼起病比较剧烈。②结膜水肿、充血,分泌物为水样、血清样、血样,进展很快。③大量脓性分泌物,眼睑结膜重度水肿,角膜周边浸润或溃疡,严重者角膜发生溃疡穿孔,眼内炎,视力丧失。

(三)治疗

1.局部治疗

结膜囊冲洗除去分泌物。局部滴用抗生素滴眼液,如青霉素滴眼液、0.1%利福平滴眼液、0.3%泰利必妥滴眼液等,每1～2小时1次。

2.全身治疗

全身治疗强调全身应用抗生素。①成人用大剂量青霉素肌内注射或静脉滴注,也可肌内注射长效青霉素或头孢曲松。疗程一般5天。②新生儿也可用青霉素肌内注射或静脉滴注。

(四)预防

(1)患者需隔离,避免传染。

(2)用过的用具须隔离并消毒。

(3)新生儿出生后立即滴用抗生素滴眼液或涂用抗生素眼膏。

第二节 病毒性结膜炎

一、发病原因

病毒性结膜炎是由病毒感染引起的结膜炎，主要包括流行性出血性结膜炎和流行性角结膜炎。流行性出血性结膜炎主要由肠道病毒 70 型为主的病毒引起；流行性角结膜炎主要以腺病毒 8 型为主。传染性强、发病急剧、结膜大量滤泡，有时可伴有假膜形成，角膜发生上皮细胞下浅在圆形点状浸润。

二、临床表现

（1）双眼先后发病，潜伏期 5～12 天，平均约 8 天，常为双侧，可先后发病。

（2）初起眼睑红肿、眼红、结膜高度充血水肿，以泪阜和半月皱襞部位明显，结膜可出现大量滤泡，有时伴有睑结膜薄膜层假膜覆盖。

（3）自觉有异物感、刺痒、烧灼感、疼痛。病变累及角膜时，可伴有明显的畏光、流泪和视力模糊。

（4）分泌物常为水样。

（5）可伴有耳前淋巴结肿大并有压痛。

（6）发病一周左右炎症逐渐消退，可出现角膜炎，起初表现为浅层点状角膜炎，位于角膜中央，视力不同程度减退，点状损害逐渐形成上皮细胞下圆形浸润斑点，呈散在分布，伴有角膜知觉减退，不发展为溃疡，可伴有后弹力层皱褶虹膜刺激性充血，角膜炎数月后可吸收。严重者可残留不同程度的角膜圆形薄翳，对视力影响不大。

（7）如为儿童，可伴有发热、咽痛等，睑结膜常出现假膜。

三、治疗

局部治疗：主要采用抗病毒滴眼液，常用 0.1％羟苄唑、0.1％碘苷、0.1％阿昔洛韦滴眼液、4％吗啉胍滴眼液等，每 1～2 小时一次，同时与抗生素滴眼液合用，预防感染。肌内注射恢复期全血或血清可缩短病程并预防角膜炎。

四、预防

本病属于接触传染，传染性极强，易流行，对患者接触过的用具应严格消毒和隔离。

第三节 衣原体性结膜炎

衣原体性结膜炎是一种流行性最广的慢性传染性眼病,由沙眼衣原体感染结膜而发生,因为本病在睑结膜表面形成粗糙不平的外观,形似沙粒,故名沙眼。在发展中国家,本病仍是主要的致盲眼病。沙眼衣原体可感染人的结膜、角膜,原发较轻的可不留瘢痕,严重者病程长,会出现角膜血管翳和瘢痕形成。甚至出现角膜混浊、白斑,影响视力。

一、发病原因

衣原体性结膜炎由沙眼衣原体感染所致,沙眼患者的分泌物有传染性。

二、临床表现

(一)急性期

急性期衣原体性结膜炎多发生于儿童及少年时期。表现为畏光、流泪、异物感、较多黏液或黏液性分泌物,多有眼睑结膜水肿,乳头增生,结膜粗糙不平,有大量滤泡形成。数周后急性症状慢慢减轻,转为慢性期。

(二)慢性期

慢性期衣原体性结膜炎可由急性转变而来,有时患者无明显症状直接转入慢性期。病情漫长,结膜充血较轻,但水肿肥厚,有乳头增生及滤泡。经过数年后,可形成白色网状瘢痕。

可有血管从角膜上方结膜侵入角膜缘内,称为沙眼角膜血管翳。当血管翳伸入角膜瞳孔区时,可因角膜混浊而影响视力。

三、沙眼的分期

Ⅰ期:进行期,即活动期。此阶段上睑结膜和穹隆结膜组织模糊不清,出现乳头与滤泡。乳头是睑结膜上皮表面的小红点状突起,呈细小乳头状或天鹅绒状外观。滤泡比乳头大,半透明,大小不一,轻度隆起。此阶段还可出现早期沙眼角膜血管翳,血管翳的末梢常有灰色浸润。本期传染性最大。

Ⅱ期:退行期。上睑结膜瘢痕开始出现至大部分变为瘢痕,仅留少许活动病变。早期瘢痕为灰白色条纹或灰白色网状，最后病变逐渐呈现灰白色光泽。本期的传染性降低。

Ⅲ期：完全结瘢期。上睑结膜活动性病变完全消失，代之以全部白色的瘢痕。本期已无传染性。

四、沙眼的并发症与后遗症

(一)睑内翻及倒睫

由于睑板被侵袭之后，睑板肥厚变形，睑结膜瘢痕收缩，使睑缘内翻。睫毛根部附近组织瘢痕，发生倒睫。角膜长期受到睫毛摩擦而致角膜混浊。

(二)角膜混浊

由于倒睫损伤，加上角膜血管翳末端可以发生角膜浸润，最终可导致角膜混浊。

(三)上睑下垂

由于睑结膜及睑板因沙眼病变而肥厚，重量增加；Müller 肌受细胞浸润，减少提上睑肌的作用。

(四)睑球粘连

结膜因瘢痕收缩而缩短，使下穹隆变短引起睑球粘连。

(五)角膜、结膜干燥

因结膜瘢痕化，破坏杯状细胞和副泪腺的分泌功能，结膜囊内黏液和泪液减少，使眼球干燥。角膜干燥至上皮角化，角膜变混浊。

(六)慢性泪囊炎

沙眼病变累及泪道黏膜，使鼻泪管狭窄或阻塞，导致慢性泪囊炎。

五、沙眼的诊断

沙眼的早期诊断较困难。诊断依据如下。

(1)上穹隆部和上睑结膜血管模糊充血，乳头增生或滤泡形成，或两者兼有。

(2)用放大镜或显微镜检查可见角膜血管翳。

(3)上穹隆部和上睑结膜出现瘢痕。

(4)结膜刮片染色检查有沙眼包涵体。

上述第 1 条，兼有(2)、(3)、(4)其中一项者可诊断沙眼。

六、治疗

(一)局部治疗

常用 0.1％利福平滴眼液、0.25％氯霉素滴眼液、0.3％泰利必妥或氧氟沙星滴眼液等滴眼,每天4～6次。

(二)全身治疗

急性期或严重的沙眼,可口服抗生素治疗。

(三)手术治疗

手术治疗主要是矫治沙眼的后遗症及并发症,如睑内翻矫治术,慢性泪囊炎的手术等。

第四节 变态反应性结膜炎

一、春季结膜炎

本病又名春季卡他性结膜炎,是季节性疾病,多发于春季,秋末天寒时症状消失。多见于 20 岁以下男性青少年,常侵犯双眼,每年复发。本病特点:双眼奇痒,结膜出现大而扁的乳头及角膜缘附近结膜胶样增生,分泌物有大量嗜酸性粒细胞。

(一)发病原因

本病的真正病因未明。有认为本病是免疫性疾病,为变态反应性结膜炎,其变应原可能为各类植物的花粉、灰尘、羽毛等。

(二)临床表现

1.症状

患者感双眼奇痒难以忍受,可伴有烧灼感,部分伴畏光、流泪,少量黏丝状分泌物。

2.检查所见分 3 种类型

(1)睑结膜型:以上睑为主,不侵及穹隆部。起初结膜充血严重,上睑结膜见大小不一如铺路石样的乳头,乳头之间裂隙呈浅蓝色,或如剥皮石榴的典型外观。分泌不多,很黏,牵引呈丝状。

(2)角膜缘型:相当于睑裂部的角膜缘处,或在上方角膜缘处呈现黄褐色或污红色的胶状隆起结节。可见细微角膜血管翳和浅层上皮角膜炎。

(3)混合型:上述两种病变同时存在。

(三)治疗

1.避开变应原

尽可能避开可能的变应原。

2.药物治疗

(1)抗过敏滴眼液,如 2%～4%色甘酸钠、复方奈唑啉滴眼液等,长期使用无不良反应。每天 4～5 次。

(2)类固醇皮质滴眼液,如的确当、妥布霉素地塞米松、0.5%可的松等含有激素的滴眼液,可减轻症状,但应注意不能长期应用,长期应用会引起激素性青光眼、白内障、诱发病毒性角膜炎、真菌性角膜炎等。应在医师的指导下应用,用药期间应定期测眼压。临床上发现不少患本病的青少年患者,因长期应用激素滴眼液,引起激素性青光眼的严重后果,故切忌无医师指导自行用药。

二、泡性结膜、角结膜炎

(一)发病原因

本病是一种对微生物蛋白质,如细菌中的结核菌素、金黄色葡萄球菌蛋白,以及真菌、衣原体或寄生虫蛋白引起的迟发变态反应,最常见的原因为对结核分枝杆菌或金黄色葡萄球菌的迟发变态反应。本病好发生于儿童及青少年,特别是营养不良和过敏体质者。不良的卫生习惯、阴暗潮湿的居住环境对本病的诱发也有关系。患者常伴发眼睑、颊部、耳鼻及身体其他部位湿疹、淋巴结核、骨结核等。

(二)临床表现

泡性结膜炎仅有异物感或烧灼感,如侵及角膜则有严重的畏光、流泪、刺痛和睑痉挛等症状。

病变仅发生在结膜者为泡性结膜炎,长有灰白色,直径 1～4 mm 的结界,结界周围局限性的充血,结界易破溃,愈后一般不留瘢痕。较严重的病例,形成较大的溃疡,病变深及浅层巩膜,愈后遗留瘢痕;病变侵及角膜缘者称泡性角结膜炎,结界位于角膜缘,表现为灰白色圆形浸润边界清,形成溃疡。愈后角膜遗留不透明瘢痕,使角膜缘不整齐。

(三)治疗

1.局部治疗

局部治疗采用激素滴眼液滴眼,效果明显。可用 0.5％可的松、妥布霉素地塞米松等含有激素的滴眼液,每天4～6次,晚上涂四环素可的松眼膏。

2.全身治疗

口服各种维生素,注意营养,增强体质。可用维生素 AD 2.5 万 U,每天3 次;维生素 B_2 10 mg、维生素 C 0.1 g、钙片 2 片,每天 3 次。

三、过敏性结膜炎

本病是由接触药物或其他变应原引起的结膜炎。

(一)发病原因

本病以局部滴用滴眼液引起变态反应为主。引起过敏的药物如阿托品、汞剂、磺胺类药物及抗生素等。

(二)临床表现

(1)有滴用过敏药物史。

(2)发病急剧,发痒及异物感,或有畏光、流泪等症状。

(3)眼睑红肿,有小丘疹、渗液及湿疹样表现,结膜充血水肿。

(三)治疗

(1)积极寻找变应原,停止使用可能引起过敏的药物。

(2)局部治疗:滴用激素类滴眼液,如 0.5％可的松、妥布霉素地塞米松等滴眼液。

(3)如眼睑出现皮疹、红肿,可用 3％硼酸液湿敷。每天 2～3 次、每次20 分钟。

(4)全身治疗:静脉注射葡萄糖酸钙,口服氯苯那敏 4 mg,每天 3 次;阿司咪唑 10 mg,每天 1 次;苯海拉明等抗过敏药物。

(5)如全身出现变态反应,可全身使用激素。

第五节　变性结膜炎

一、翼状胬肉

翼状胬肉是在刺激因素作用下,球结膜及其结膜下组织发生纤维组织及血管增生所引起。患者多为成年人,可向角膜透明区发展而影响视力。

(一)病因

外界环境因素主要为紫外线、风沙、烟尘、花粉等。眼局部的细胞免疫和体液免疫成分如 T 淋巴细胞、IgE 及 IgG 等均与发病相关。眼部微环境的改变如慢性炎症、泪液分泌不足或成分改变、变态反应及角膜缘细胞功能的失常等亦为致病因素。

(二)临床表现

异物感,多发生在鼻侧球结膜。当侵及角膜透明区时视力明显下降,可影响眼球转动。一般将翼状胬肉分为头部、颈部及体部 3 部分。自体部向角膜呈三角形增生的血管纤维膜状如昆虫翅翼。活动期局部球结膜隆起,肥厚,充血。角膜缘区灰白,头部呈结节或泡状改变,头部周围角膜发生变性混浊。静止期体部充血较轻,头部呈扁平状。侵及角膜区则引起散光。

(三)诊断

与假性翼状胬肉相鉴别,后者多有外伤或结膜手术史,球结膜常留有瘢痕,睑结膜与球结膜或角膜粘连。

(四)治疗

1.药物治疗

局部滴用硫酸锌、抗生素、糖皮质激素、博来霉素或滴用噻替哌。

2.手术治疗

手术治疗包括冷冻治疗、单纯切除术、头部转移术、切除加结膜羊膜移植术、自体角膜缘细胞移植术。术后为防止复发可采用 β 射线照射或短期滴用丝裂霉素 C。

二、睑裂斑

睑裂斑为位于睑裂区角膜缘两侧灰白色斑状球结膜变性,多见于中老年人。

灰色或黄灰色斑状病变隆起于结膜表面,不能推动。无症状者无须治疗。

三、结膜结石

结膜结石为结膜上黄白色点状病变,上睑结膜多见,常发生于中年人或有慢性结膜炎症的青年人。当结石突出于结膜面以上时,可出现异物感。结膜面可见境界清楚的黄白色点,位于结膜内或部分突出于结膜表面。首先治疗结膜炎,当结石突出于结膜表面,产生刺激症状时,将结石剔除。

第六节　结膜下出血

球结膜下小血管破裂或其通透性明显增强,可引起球结膜下出血。血液进入结膜下组织间隙,由于球结膜下组织疏松,出血后易积聚成片状。严格地说,结膜下出血只是症状,而不是真正的疾病,极少能找到确切的病因。偶尔可有剧烈咳嗽、呕吐等病史。其他可能相关病史有外伤、炎症、高血压、动脉硬化、肾炎、胸腹腔内压升高、凝血系统功能异常以及某些传染性疾病(如败血症、伤寒)等。

一、临床表现

初期呈鲜红色,出血1周左右血液可变暗红色。一般7~12天内自行吸收。出血量大时,局部结膜可隆起,形成局限小血肿,如果反复发作,此时应特别注意全身系统疾病的检查。

二、治疗

针对病因治疗,可适当应用止血剂促进血液吸收药物。出血早期可局部冷敷,两天后热敷,每天2次,可促进出血吸收。向患者做好解释工作,以消除其顾虑。

第三章　晶状体疾病

第一节　外伤性白内障

外伤性白内障指眼部受锐器刺伤或钝器损伤，或头部遭受剧烈震击，以及辐射、电击等损伤所引起的晶状体的混浊。临床上除晶状体发生混浊外，常同时发生眼部或其他组织器官的损伤。晶状体遭受伤害后发生混浊的时间长短不等，预后的好坏多与损伤程度有关。外伤性白内障患者多见于儿童、青壮年男性和战士。

根据本病的特点，《秘传眼科龙木论》所称的"惊震内障"、《审视瑶函》所称的"惊震翳"与本病相当。

一、病因、病机

（一）中医学认识

（1）眼部遭受钝器，气血失和。

（2）晶状体受锐器刺伤，珠损膏凝。

（3）晶状体受电、热伤害，清纯之气失运。

（二）西医学认识

外伤致晶状体囊膜破裂，房水进入晶状体内，使其纤维混浊、肿胀；或因机械性外力损伤睫状体和脉络膜，使晶状体代谢发生障碍而致其混浊；辐射、电击又可对晶状体及眼内组织产生热、电等作用而变混浊。晶状体受伤特别是穿孔伤之后，房水由囊膜的破口进入晶状体，晶状体内水溶性蛋白，特别是 γ-晶状体蛋白大量丢失，谷胱甘肽显著减少，DNA 合成以及细胞分裂减慢。晶状体在受伤部位混浊之后，很快水化，形成液泡、水肿。混浊很快波及晶状体的周边部，最后导致整个晶状体的混浊。

二、临床表现

钝器伤致晶状体混浊者,可见虹膜瞳缘色素即附于晶状体表面,成断续之环状,相应部晶状体囊下出现环形混浊,或挫伤之外力通过房水传导直接作用于晶状体致混浊。锐器伤致晶状体浑浊者,可见眼球壁穿孔,或皮质碎片堵塞房角,可能继发青光眼。辐射或电击致晶状体混浊者,混浊常开始于后囊、后囊下皮质,或前后囊及其下皮质均受累。无论何种致伤原因,患者均视力下降,下降程度视外伤情况而不同。

(一)钝挫伤白内障

可因拳击或是球类和其他物体撞击眼球所致。挫伤性白内障有不同的临床表现,主要分为以下5类。

(1)Vossius 环状混浊:在晶状体表面有环状混浊,并有 1 mm 宽的色素,这些混浊和色素斑可在数天后逐渐消失,但也可长期存在。

(2)玫瑰花样白内障:由于晶状体受到打击后,其纤维和缝的结构被破坏,液体向缝间和绕核性间移动,形成放射状混浊,如玫瑰花样。此型白内障可在伤后数小时或数周内发生,部分患者的混浊可以吸收;另外一些患者受伤后数年才发生,多为永久性的。30 岁以下的患者,晶状体混浊可保持多年不变,直至 50 岁以后混浊加重,视力逐渐减退。

(3)点状白内障:许多细小混浊点位于上皮下,一般在受伤后经过一段时间才出现,很少进展,对视力影响不大。

(4)绕核性白内障:因晶状体囊膜完整性受到影响,渗透性改变,引起浅层皮质混浊。

(5)全白内障:眼部受到较严重的挫伤能使晶状体囊膜破裂,房水进入皮质内,晶状体可在短时间内完全混浊,经过一段时间后,皮质可以吸收。

眼受挫伤后除了外伤性白内障,还可同时伴有前房积血,前房角后退,晶状体脱位或移位,眼压升高以及眼底改变,加重视力障碍。

(二)穿通伤引起的白内障

成人的穿通伤白内障多见于车工和钳工,有铁异物穿进眼球;儿童的穿通伤性白内障多见于刀剪和玩具刺伤。白内障可为局限的混浊,也可静止不再发展,但多数是晶状体囊膜破裂后,房水进入皮质引起晶状体很快混浊,可同时伴发虹膜睫状体炎,继发性青光眼及眼内感染。

（三）爆炸伤引起的白内障

矿工因采矿时的爆炸、儿童眼部的爆竹伤，均可造成类似于穿通伤性白内障，一般情况下眼组织的损害均较严重。

外伤性白内障的发生与伤害的程度有关。如果瞳孔区晶状体受伤，视力减退很快发生；位于虹膜后的晶状体外伤，发生视力下降的时间就较慢；囊膜广泛破坏，除视力障碍以外，还伴有眼前节明显炎症或继发性青光眼。在检查外伤性白内障患者时，必须高度注意有无眼内异物。有时巩膜的伤口不易发现而造成误诊。

（四）晶状体铁锈沉着症

铁是最常见的眼内异物，在晶状体内的异物可形成局限性白内障。如果铁异物很小，可在晶状体内存在多年而无明显的反应。铁在眼内能氧化，并逐渐在眼内扩散，形成眼球铁锈沉着症，包括角膜、虹膜、晶状体、视网膜的铁锈沉着，最终导致失明。眼球的铁锈沉着与眼内异物的大小和位置有关，较大的和眼后部铁异物容易向眼后节游移。

初期晶状体前囊下有细小棕黄色小点，后期在前囊下有棕色的铁锈斑，初期必须扩大瞳孔后始可查见。晚期晶状体纤维变性，逐渐发展为全白内障。最终晶状体卷缩，或者由于悬韧带变性造成晶状体脱位。铁锈沉着症之所以有白内障发生，是由于晶状体上皮细胞吸收铁后变性，新的纤维生长受阻。此时即便摘除白内障，视力也不能很快恢复。

（五）晶状体铜质沉着症

若异物含铜量多于85%，对眼组织有很明显的损害。纯铜可以引起眼的化脓性改变。在晶状体内的铜异物造成的白内障，在前房内可引起虹膜睫状体炎，在后极部可对视神经、视网膜和脉络膜造成损害。铜离子沉着在眼内各组织即为铜锈症，沉积在角膜后弹力层可有蓝绿色的环（Kayser-Fleisher环）。虹膜变淡绿色，玻璃体内有多色彩小体，视网膜有绿色素。晶状体因铜沉积而发生葵花样白内障，在瞳孔区有彩虹样改变，晶状体表面如天鹅绒样，晶状体后囊如绿鲨草。葵花样白内障对视力的影响不很严重。如果发现晶状体内有铜异物，必须尽快取出。因为即便有组织将异物包绕，也会引起眼组织的坏死，造成失明，这是与晶状体内铁异物不同之处。

三、诊断要点

（1）眼部受锐器、钝器挫伤史，或头部曾遭剧烈震击史。

（2）同时伴有头面部外伤，或无明显外伤。

（3）晶状体在受伤当时或潜伏期后发生混浊。

四、实验室和其他辅助检查

（一）了解病史

了解受伤的情况，检查并记录损伤物的性质、大小，受伤时间及地点。

（二）就诊时的远视力、近视力、矫正视力检查

视力检查主要以测远视力为准，采用小数视力记录法。为了检查方便，可将视力表的0.1及0.3之E字剪下，做成硬纸板卡，检查者可随身携带。

1.检查方法

检查者应用此二卡，在足够明亮处，让被检查者与视力卡相距5 m，遮盖一眼看0.3卡，E字方向任意调换，若有一眼能看到0.3，即不属视力残疾人。若被检查者不能分辨0.3卡，则用针孔镜矫正再看，若仍不能分辨0.3卡，则改用0.1卡，若好眼通过矫正能看到0.1卡，则属二级低视力。若被检查者好眼通过矫正在5 m距离看不到0.1，则嘱被检查者向前移动，每向视力表移动1 m，则由0.1减去0.02，即患者视力为0.08，如被检者向视力表移动2 m，则视力为0.06，即0.1－0.02×2，属一级低视力。移动3 m为0.04，为二级盲，以此类推。

2.近视力检查法

常用的有标准近视力表或Jaeger近视力表。在充足的照明下，距眼睛30 cm，分别查双眼，例如J1或标准视力表1.0。如患者有屈光不正，可以让其自行改变距离，例如J1（20 cm），把改变的距离一并记录即可。

3.矫正视力

一般而言矫正视力是指戴眼镜后的视力，检查方法见远视力检查法。

（三）裂隙灯检查

1.检查目的

检查角膜、结膜及巩膜是否有伤口。

2.检查方法

裂隙灯活体显微镜简称裂隙灯，是由光源投射系统和光学放大系统组成，为眼科常用的光学仪器。它是以集中光源照亮检查部位，便与黑暗的周围部呈现强烈的对比，再和双目显微放大镜相互配合，不仅能使表浅的病变观察得十分清楚，并且可以利用细隙光带，通过眼球各部的透明组织，形成一系列"光学切面"，

使屈光间质的不同层次,甚至深部组织的微小病变也清楚地显示出来。在双目显微镜的放大下,目标有立体感,增加了检查的精确性。因此,裂隙灯检查在眼科临床工作中占有重要的地位。

检查在暗室进行。首先调整患者的座位,让患者的下颌放在托架上,前额与托架上面的横档紧贴,调节下颏托架的高低,使睑裂和显微镜相一致。双眼要自然睁开,向前平视。光源投射方向一般与显微镜观察方向呈 30°~50°角,光线越窄,切面越细,层次越分明。反之,光线越宽,局部照明度虽然增强了,但层次反而不及细隙光带清楚。为了使目标清晰,检查时通常都是将投射光的焦点和显微镜的焦点同时集中在需要检查的部位上,在做特别检查时(如侧照法、后照法等),则两者间的关系必须另行调整。如需检查晶状体周边部、玻璃体或眼底时,应事先将瞳孔充分放大,光源与显微镜的角度应降至 30°角以下,显微镜随焦点自前向后移动,被检查的部位可从角膜一直到达眼底。但在检查后部玻璃体、视网膜以及眼底周边部时,如果加用前置镜或三面镜,光线射入角应减少至 5°~13°角或更小。

(四)眼眶 X 线片、无骨摄片或 CT 检查

对怀疑有异物者,应该做这些检查,以了解异物与晶状体的关系。

(五)眼部 B 超检查

了解由于外伤导致的晶状体后囊破裂,晶状体皮质碎片脱向玻璃体腔,以及磁性异物及非磁性异物与晶状体的关系。

(六)眼压检查

眼压检查是必要的检查。

1.检查目的

如晶状体囊膜破裂,晶状体皮质落入前房阻塞房角,使房水引流发生障碍,导致眼压增高。如挫伤眼内睫状体,房角受损也会眼压发生变化,从而发生继发性青光眼。

2.检查方法

检查方法包括指测法、眼压记测量法等。

(1)指测法:让被检者向下看,检者用两手示指在上睑上部外面交替轻压眼球,检查双眼,以便对比两眼的眼压,眼压高者触之较硬,眼压低者触之柔软,也可和正常的眼压相比较。此法可大概估计眼压的高低,所得结果可记录为正常、较高、很高、稍低或很低。

（2）眼压计测量法：修兹（压陷式）眼压计测量法，为常用的测量法，测量前应先向被检者做适当的说明，取得被检者的合作，然后让被检者仰卧，两眼滴 0.5% 丁卡因溶液 2~3 次使面部麻醉。

测量前应校正眼压计（把眼压计竖立在小圆试板上，指针指向零度时方为准确），用 75% 的乙醇消毒眼压计足板，等乙醇干后即可使用。

检查时被检者两眼自然睁开，向天花板或某一固定目标点（常用被检者自己的手指）直视，勿转动，检者用左手指轻轻分开上、下眼睑并固定在上、下眶缘，切勿压迫眼球，右手持眼压计的把手，将眼压计垂直下放，将足板轻轻放在角膜正中央（使眼压计自身重量完全压在角膜上，但注意切不可施加任何其他压力），迅速记录眼压计指针所指刻度，将此刻度对照眼压计换算表，查出眼压值。此种眼压计一般有 3 种不同重量的砝码 5.5 g、7.5 g 及 10 g。通常先用 5.5 g 检查，如指针刻度＜3，则应加重砝码重测，一般先后测 5.5 g 及 10 g 两个砝码，以便相互核对及校正眼压。

测完后滴抗生素滴眼液，拭净眼压计足板。

记录方法一般以眼压计的砝码为分子，指针所指之刻度为分母，即眼压计砝码/指针所指之刻度＝眼压值，如 5.5/2＝2.75 kPa（20.55 mmHg）。此种眼压计测得的正常眼压为 1.36~2.77 kPa（10~21 mmHg）。低于 1.36 kPa（10 mmHg）者为低眼压，超过 2.77 kPa（21 mmHg）者为高眼压。经多次测量时仍高者，应做排除青光眼检查。

五、鉴别诊断

（一）发育性白内障

发育性白内障年龄不符或晶状体浑浊多呈点状、局限性、较小，不发展，影响视力。

（二）青光眼

目前对于原发性开角型青光眼的诊断必须具备眼压升高以及由于眼压升高所造成的视盘损害和视野缺损，而且房角开放。

（三）糖尿病性白内障

糖尿病性白内障多双眼同时发病，进展极快，常几天即可成熟，伴随血糖升高，并有糖尿病"三多一少"等其他临床表现。

（四）药物及中毒性白内障

此类白内障诊断与药物接触史密切相关。

(五)肌强直性白内障

本病见于强直性肌萎缩患者,多见于 29～30 岁青少年,同时合并多种内分泌腺功能失调而出现的脱发、指甲变脆、过早停经、睾丸萎缩等现象,眼部除白内障外,还可侵犯眼内外各肌而出现上睑下垂、下睑外翻、瞳孔对光反射不良以至眼球运动障碍等。

六、并发症

(一)继发性青光眼

变性的晶状体蛋白从晶状体囊膜漏出后,在前房角激惹巨噬细胞反应,这些巨噬细胞可以阻塞小梁网,导致眼内压升高。

(二)虹膜炎

外伤、病毒感染等因素可并发此病。

七、治疗方法

(一)辨证论治

1.气滞血瘀

主证:目珠疼痛,头痛,视力下降,或胞睑肿胀,或白睛溢血,或胞轮红赤,血灌瞳神,瞳神不圆或者偏斜,晶珠部分混浊,舌红苔白脉弦。

治法:祛风明目,活血通滞。

方药:除风益损汤加减。熟地黄 15 g,当归 12 g,白芍 10 g,川芎 10 g,藁本 10 g,前胡 10 g,防风 10 g。

方义:本方化瘀去滞,明目清肝。若晶珠混浊或破碎,加夏枯草、浙贝、海藻以祛瘀散结;若血灌瞳神,加白茅根、侧柏叶以凉血止血。

2.毒邪侵袭

主证:目珠剧痛,畏光流泪,视力骤降,或胞睑肿胀红赤,白睛混赤,或黄液上冲,晶珠混浊或破碎,伴见口干口苦,便结溲黄,舌红苔黄,脉数。

治法:清热解毒。

方药:分珠散加减。大黄 10 g,黄芩 10 g,红花 10 g,丹参 12 g,当归 10 g,赤芍 10 g,荆芥 10 g,乳香 10 g,血竭 10 g,紫草 10 g,金银花 15 g,野菊花 10 g,蒲公英 10 g,牡丹皮 10 g,甘草 5 g。

方义:本方清肝泄热。若大便闭结加大黄以荡涤肠胃积热;若胞轮红赤加龙胆草、夏枯草以清泻肝热。

3.肝经郁热

主证:眼痛,视物模糊,结膜充血,胃纳尚可,口不干,舌质淡,苔薄白,脉弦数。

治法:泻肝解郁,利水通络。

方药:桔梗 10 g,黄芩 10 g,龙胆草 10 g,茺蔚子 10 g,车前子 10 g,葶苈子 10 g,当归 5 g,夏枯草 30 g,防风 10 g,赤芍 10 g,蝉蜕 10 g,木贼 10 g,甘草 3 g。

方义:本方去肝经郁热,若充血严重,可适当增加黄芩、龙胆草用量。

(二)中成药治疗

1.鳖甲散

组成:鳖甲 60 g,蛇蜕 30 g,蝉蜕 18 g,郁金 18 g,木贼 18 g,香附 18 g。

用法:每天 2 次,每次 10 g。

2.田七胶囊

组成:田七末。

用法:每次 2 颗,每天 3 次,温开水送服。

3.川芎嗪注射液

组成:川芎生物碱有效成分。

用法:每次 160 mg,加入 250 mL 生理盐水中,静脉滴注,每天 1 次。

4.丹七片

组成:丹参、三七。

用法:每次 6 片,每天 3 次,温开水送服。

5.血竭胶囊

组成:血竭。

用法:每次 6 颗,每天 3 次,温开水口服。

(三)单方验方治疗

1.消障汤

组成:当归 12 g,菊花 9 g,决明子 12 g,青葙子 10 g,生地黄 10 g,桃仁 6 g,红花 6 g,川芎 9 g,白芍 12 g,丹参 12 g,熟地黄 12 g,石决明 15 g,枸杞子 12 g,沙苑子 9 g,女贞子 9 g,白蒺藜 9 g,密蒙花 12 g,炙鳖甲 9 g,炙龟甲 9 g,牡蛎 12 g,昆布 15 g,海藻 15 g,谷精草 10 g。

服法:水煎服,煮取 200 mL,早、晚分服。

2.九味丸

组成:怀山药 9 g,山茱萸 9 g,泽泻 9 g,茯苓 9 g,牡丹 9 g,附子 6 g,石决明

12 g,人参 9 g,羚羊角 2 g。

服法:把以上 9 味药按比例碾成粉末用浓缩蜂蜜 10:9 比例,蜂蜜为 9,熬制成丸状,早、晚各服 3~4 g,温开水送服,每天 6~8 g,早晚空腹时服用,30 天为 1 个疗程。

3.化瘀明目汤

组成:枸杞子 15 g,决明子 20 g,茺蔚子 12 g,蝉衣 10 g,谷精草 15 g,青葙子 15 g,海藻 20 g,菊花 10 g,水蛭 6 g,当归 12 g,川芎 10 g,大黄 10 g,桃仁 12 g,红花 10 g。

服法:水煎服,每天 1 剂,早、晚分 2 次服。

4.泻肝解郁汤

组成:桔梗 9 g、茺蔚子 9 g、车前子 9 g、夏枯草 30 g、芦根 30 g、防风 9 g、黄芩 9 g、香附 9 g、甘草 3 g。

服法:水煎服,每天 1 剂,煮取 200 mL,早、晚分 2 次服用。

(四)古方治疗

1.除风益损汤

组成:当归、川芎、熟地黄、白芍、藁本、前胡、防风。

服法:水煎服,每天 1 剂,早、晚分服。

方解:方中重用四物汤养血活血,养血而不滞,行血而不破,畅达肝血以养目窍;佐以前胡、藁本、防风祛风逐邪通络以助消瘀明目,三药合用,祛风而不燥,无伤阳之弊。风气通于肝,风药则能入肝,目系高位,非轻灵开发之药不能入,故此 3 味药,既为祛风逐邪而设,又有升引药力的作用。综观全方,因其配伍精当,效专力宏,故后世广泛应用于各种眼外伤的治疗,疗效颇佳。

2.石决明散

组成:石决明(煅)、枸杞子、木贼、荆芥、晚桑叶、谷精草、粉草、金沸草、蛇蜕、苍术、白菊花各等份。

服法:共研为末,每服 6 g,食后用茶清调服。

方解:石决明、决明子为主药,清热平肝,明目退翳;青葙子、栀子、大黄、赤芍清泻肝热;荆芥、羌活、木贼祛风散邪。诸药合用,清热平肝散邪明目。

3.桃红四物汤

组成:桃仁 10 g,红花 10 g,当归 10 g,熟地黄 10 g,赤芍 6 g,川芎 6 g。

服法:每天 1 剂,水煎 2 次,取汁 200 mL,每次 100 mL,每天 2 次服用。

方解:当归、熟地黄、赤芍、川芎为四物汤,补血和血;桃仁、红花活血化瘀。

诸药合用,补血化瘀活血明目。

4.补水(肾)明目汤

组成:生地黄 20 g,熟地黄 20 g,白芍 10 g,当归身 10 g,麦冬 12 g,五味子 5 g,朱茯神 12 g,甘草 3 g。

服法:每天 1 剂,水煎 2 次,取汁 200 mL,每次 100 mL,每天 2 次服用。

方解:生地黄、熟地黄、当归身、白芍养阴滋阴;麦冬、五味子滋阴生津;茯神补心安神;炙甘草调和诸药。诸药合用,养心滋阴,安神明目。

5.杞菊地黄汤(丸)

组成:熟地黄 25 g,山萸肉 12 g,怀山药 12 g,泽泻 10 g,茯苓 10 g,丹皮 10 g,枸杞子 12 g,菊花 10 g。

服法:每天 1 剂,水煎 2 次,取汁 200 mL,每次 100 mL,每天 2 次服用。

方解:熟地黄滋阴补肾,山萸肉补肾涩精,茯苓淡渗利湿补心,泽泻宣泄肾浊,丹皮凉血活血而泻胆火,枸杞子、菊花平肝清热明目。全方补中有泻,补而不滞,滋补肝肾而明目。

6.千金磁朱丸

组成:磁石 100 g,辰砂 50 g,神曲 200 g。

服法:每服 10 丸,渐渐加至 30 丸,空心饭汤下。

方解:此方以磁石咸寒镇坠肾经为君,令肾水不外移;辰砂微甘寒镇坠心经为臣,肝为其母,此子能令母实也(此根据中医五脏的相生关系,肝属木,心火为子,今泻其子,可使母充实),肝实则目明;神曲辛温,甘,化脾胃中宿食为佐,生用者发其生气,熟用者敛其暴气。

(五)针灸疗法

1.方法一

取穴:承泣、攒竹、太阳、风池、上星、头临泣、百会、手三里。

操作:承泣针 0.5～1 寸,其他各穴针 3～5 分,留针 30 分钟,手三里穴用重刺激,不留针。

2.方法二

取穴:主穴取健明、球后、健明$_1$、健明$_4$、承泣;配穴取太阳、合谷、肾俞、足三里、光明。

操作:第 1 疗程选主穴 2 个,配穴 1 个;第 2 疗程取主穴 1 个,配穴 2 个。以补法为主,每天 1 次,10 次为 1 个疗程。

（六）现代医学疗法

患者年龄在 30 岁以上炎症不明显、未继发青光眼者，可以观察，有自行吸收之可能。如未能吸收仍影响视力者，先保守治疗，待炎症平复后 3 个月再行手术。继发青光眼者，如药物不能控制眼压，应立即手术。如患者年龄较大，考虑核硬化者，手术治疗时，切口应稍大，否则核不易摘出。钝挫伤所致晶状体局限性混浊，不影响视力者，暂不考虑手术。

外伤性白内障如虹膜炎症反应明显，应局部滴可的松和阿托品，并积极治疗眼底的损伤。如需手术治疗，应行白内障囊外摘除术。术后为矫正视力需佩戴接触镜，以获得双眼视觉。凡有条件者均应行人工晶体植入术，以便术后早期得到视力的矫正，特别是对儿童患者可防止弱视的发生。

外伤性白内障由于致伤原因复杂，引起晶状体混浊的程度及范围也不同，治疗上应根据晶状体的具体情况，选择最佳的手术时机及手术方法，一般应注意以下几个问题。

（1）对眼球穿孔伤引起的晶状体囊膜大破口，由于房水进入晶状体内，使其很快膨胀，呈灰白色混浊，有时晶状体皮质突入前房内，引起眼压升高或反应性的虹膜睫状体炎，这时应尽快施行白内障吸出术。

（2）对一些锐器扎伤（如铁丝），晶状体囊膜破口小，破口自行封闭后，仅出现局限性团块状混浊，团块周围晶状体透明，对视力影响不大者，可行保守治疗，定期观察晶状体的变化，不急于行手术治疗。

（3）幼儿或儿童外伤性白内障，如晶状体囊膜破口较大，大量皮质流入前房，在没有眼压升高的情况下，可以让其自行吸收，不必行手术治疗。如晶状体皮质吸收后，残留机化膜，正好遮挡瞳孔区，影响患儿视力，则需做白内障截囊吸出术或用 YAG 激光治疗。

（4）40 岁以上的成年人或老年人外伤性白内障，由于其晶状体核心部硬化，不能吸收，需行晶状体囊外摘除术。

外伤性白内障术后植入人工晶体应遵循的原则。

外伤性白内障在摘除白内障后，后囊膜完整，可一期植入人工晶体。

急性外伤引起白内障，伴眼内组织损伤，则应在清创缝合术后，待局部情况完全稳定后，眼球可承受再次手术创伤时，再考虑人工晶体二期植入。

外伤性白内障术后，后囊膜破裂不完整，虹膜缺损或眼前节结构紊乱，但视功能尚好者，可选用前房型或悬吊型人工晶体植入。

对于儿童外伤性白内障手术后的人工晶体植入，应该谨慎选择。对年龄大、局部条件好的可试行人工晶体植入术。

外伤性白内障同时合并有角膜中央白斑,虹膜广泛粘连或缺损,房角粘连,玻璃体高度混浊,眼底损伤等严重影响视功能者,不宜进行人工晶体植入术。

(七)其他疗法

1.新鲜人乳液

人乳滴眼,有保护角膜之功。

2.外涂

若眼睑有水泡者,可以用穿心莲眼膏外涂。

3.外敷

用凉毛巾冷敷患部,可以减轻眼内充血,缓解症状。

4.三棱针疗法

三棱针疗法常用穴位如太阳、耳尖、少商、关冲等。三棱针多用速刺,但刺不可过深,出血不可太多,并注意严格消毒,防止感染。一般一天或隔天刺1次。出血较多时,1周刺2次。

5.耳针疗法

耳针疗法常用穴位有耳尖、眼、目1、目2等穴位。

6.梅花针疗法

梅花针疗法常用睛明、攒竹、鱼腰、四白、丝竹空、太阳等穴位。

7.头针疗法

头针疗法常用部位为视区。视区在枕外隆凸水平线上,旁开前后正中线1 cm,向上引4 cm长与前后正中线平行的直线所包括的区域。主治育盲(皮层性视力障碍)。常用2.5~3寸长26~28号针,取坐位、平卧位、侧卧位均可;刺激区常规消毒,斜向沿头皮捻转进针,斜刺入头皮下即可。捻转频率为每分钟240次左右。起针后应以棉球稍加压迫针眼,以防出血。

8.穴位照射

操作:角膜表面麻醉,取常规裂隙灯检查位。置特制的CGP接触镜,使激光束锥角由16增至24。根据膜性白内障性质,厚薄及致密程度选择视轴部位,聚焦于障膜表面,从较小能量起始,逐渐递增,直至出现明显切割效果,尔后逐渐扩大孔膜3~4 mm,纤细菲薄膜仅1次治疗,致密厚度较厚可反复多次治疗,2次间隔1周。

(八)并发症治疗

1.继发性青光眼

(1)病因治疗:针对各眼原发眼病及全身病进行治疗。

(2)抗青光眼治疗:①药物以全身用药为主,辅以局部用药。②药物治疗和病因治疗均无法控制眼压者,考虑白内障摘除术,根据不同情况选择不同术式。

2.虹膜炎

虹膜炎服水杨酸钠、碘剂、钙剂等,必要时使用激素疗法,对顽固性病例激素治疗无效时,可用免疫抑制剂进行治疗,亦可与激素合并应用。中药葛根汤、败毒汤亦有肯定疗效。

第二节 先天性白内障

一、病因、病机

本病指晶状体混浊在出生前后即已存在,少数可在出生后逐渐形成,为先天遗传或发育障碍的白内障。晶状体混浊部位不一,形态各异,多较局限,且静止不变。少数病变者缓慢发展,大部分病变者视力无太大影响,预后良好。少数晶状体混浊较重者可造成视觉发育障碍,日久形成弱视。

《秘传眼科龙木论》所称的胎患内障、《疡医大全》所称的胎元内障与本病相当。

(一)中医学认识

(1)先天禀赋不足或父母遗传:先天禀赋不足,肝肾虚亏,脏腑精气不足以充养眼目,故晶状体无以维持其清澈之质,因无视觉,视物不见故眼球震颤不定,舌质淡苔薄白脉弱为肝肾不足之症。

(2)脾肾两虚:患儿眼目失养,肾为先天之本,脾为后天之本,脾之生化、健运有赖于肾阳温煦,脾肾两虚,则精微之生化健运失常,无以濡养眼目,故晶状体混浊,视力差,弱视。胞睑属脾,脾虚则胞睑开合乏力,或常喜垂闭。肾阳不足,不能温煦脾阳,故便溏,腹冷痛,下痢泄泻。

(3)孕妇感受风毒,或服用某些药物,影响胎儿发育而致。

(二)西医学认识

1. 遗传性

近 50 年来对于先天性白内障的遗传已有更深入的研究,大约有 1/3 先天性白内障是遗传性的。其中常染色体显性遗传最为多见。我国的统计资料表明,显性遗传占 73%,隐性遗传占 23%,尚未见伴性遗传的报道。在血缘配婚比率高的地区或国家,隐性遗传也并非少见。

2. 非遗传性

非遗传性为孕期母体或胚胎的全身病变对胚胎晶状体的损害,包括怀孕头 3 个月的病毒感染(风疹、水痘、单纯疱疹、麻疹、带状疱疹及流感等病毒),此时期晶状体囊膜尚未发育完全,不能抵御病毒的侵犯,而且此时的晶状体蛋白合成活跃,对病毒的感染敏感,因此影响了晶状体上皮细胞的生长发育,同时有营养和生物化学的改变,晶状体的代谢紊乱,从而引起混浊。在多种病毒感染所致的白内障中,以风疹病毒感染最为多见。妊娠期营养不良,盆腔受放射线照射,服用某些药物(如大剂量四环素、激素、水杨酸制剂、抗凝剂等)、妊娠期患系统疾病(心脏病、肾炎、糖尿病、贫血、甲状腺功能亢进症、手足抽搐症、钙代谢紊乱)以及维生素 D 缺乏等,均可造成胎儿的晶状体混浊。先天性白内障另一个常见的原因是胎儿最后 3 个月的发育障碍。典型表现是早产儿出生时体重过低和缺氧,中枢神经系统损害。已有动物实验证实宫内缺氧可以引起先天性白内障。

3. 散发性

约有 1/3 先天性白内障原因不明,即散发性,无明显的环境因素影响。在这组病例中可能有一部分是遗传性的,新的常染色体显性基因突变,在第一代有白内障,但无家族史,因此很难确定是遗传性。隐性遗传的单发病例也很难诊断为遗传性。

二、临床表现

(一)一般表现

(1)小儿出生后视力低下,或仅有光感。

(2)检查发现晶状体混浊。晶状体混浊可能有多种形态,有全白内障、核性、绕核性、点状、前极、后极性白内障等,如为全白内障,用手电筒照射可见瞳孔区为灰白色,如为部分混浊,则须扩瞳后才能查清。

(二)分类表现

白内障患儿常伴有发育上的其他异常,如小眼球、眼球震颤、多指等。

1.全白内障

晶状体全部或近于全部混浊,也可以是在出生后逐渐发展,在 1 岁以内全部混浊,这是因为晶状体纤维在发育的中期或后期受损害所致。临床表现为瞳孔区晶状体呈白色混浊,有时囊膜增厚,钙化或皮质浓缩甚至脱位。视力障碍明显,多为双侧性,以常染色体显性遗传最多见,在一个家族内可以连续数代遗传。少数为隐性遗传,极少数为性连锁隐性遗传。

2.膜性白内障

当先天性完全性白内障的晶状体纤维在宫内发生退行性变时,其皮质逐渐吸收而形成膜性白内障。当皮质肿胀或玻璃体动脉牵拉后囊膜,可引起后囊膜破裂,加速了皮质的吸收,即表现为先天性无晶状体。临床表现为灰白色的硬膜,有多少不等的带色彩的斑点,表面不规则,有时在膜的表面可看到睫状突和血管,后者可能来自胚胎血管膜。亦有纤维组织伸到膜的表面,故又称血管膜性白内障或纤维性白内障。单眼或双眼发病,视力损害严重。少数病例合并宫内虹膜睫状体炎。

3.核性白内障

本病比较常见,约占先天性白内障的 1/4。胚胎核和胎儿核均受累,呈致密的白色混浊,混浊范围为 4～5 mm,完全遮挡瞳孔区,因此视力障碍明显,多为双眼患病。通常为常染色体显性遗传,少数为隐性遗传,也有散发性。

4.中央粉尘状白内障

此型是在胚胎期的前 3 个月因胚胎核受损所致,胎儿核不受影响。临床表现为胚胎核的 2 个"Y"字缝之间有尘埃状或颗粒状混浊,故又称为绕核性粉尘状白内障。如果胎儿核也受损害,在临床即表现为核性白内障或绕核性白内障。在裂隙灯下可见混浊区内有许多细小白点,混浊的范围为 1～2.5 mm。其多为双眼对称,静止不变,对视力的影响不大。

5.绕核性白内障

此种类型的白内障很常见,占先天性白内障 40%。因为混浊位于核周围的层间,故又称为绕核性白内障。通常静止不发展,双侧性。临床表现是在胎儿核的周围绕核混浊,这些混浊是由许多细小白点组成,皮质和胚胎核透明。在混浊区的外周,有"V"字形混浊骑跨在混浊带的前后,称为"骑子"。由于核中央透明,视力影响不太严重。本病的发生是由于晶状体在胚胎某一时期的代谢障碍而出现了一层混浊。同时也可伴有周身其他系统疾病。常染色体显性遗传最多,在文献上曾有报告在一家系垂直传代多达 11 代,在 542 人中有 132 人为绕核性白内障患者。

6.前轴胚胎白内障

此种类型白内障也是一种较常见的先天性白内障,约占 25％。在前"Y"字缝之后有许多白色碎片样或白色结晶样混浊。这些混浊是胚胎期前 4 个月形成,由于混浊局限,对视力无很大影响,因此一般不需要治疗。

7.前极白内障

本病的特点是在晶状体前囊膜中央的局限混浊,混浊的范围不等,有不超过 0.1 mm 的小白点混浊;亦可很大,并占满瞳孔区,多为圆形,可伸入晶状体皮质内或是突出到前房内,甚至突出的前极部分触及角膜,称为角锥白内障。在角膜中央有相对应的白色局限性混浊,部分有虹膜残膜。前极白内障的晶状体核透明,表明胚胎后期的囊膜受到损害,囊膜异常反应而形成一个白色团块,用针可将混浊的团块拔掉,保持晶状体囊膜的完整性。双侧患病,静止不发展,视力无明显影响,可不治疗。

8.后极性白内障

本病特点为晶状体后囊膜中央区的局限性混浊,边缘不齐,形态不一,呈盘状、核状或花萼状。常伴有永存玻璃体动脉,混浊的中央部分即是玻璃体动脉的终止区。少数病变为进行性,多数静止不变。很少有严重视力减退。在青少年时期,后极部的混浊向皮质区发展,形成放射状混浊,对视力有一定影响。

9.缝状白内障

本病的临床表现是沿着胎儿核的"Y"字缝出现异常的钙质沉着,是 3 个放射状白线,因此又称为三叉状白内障。由线状、结节状或分支样的混浊点构成 Y 字缝的白内障,绿白色或蓝色,边缘不整齐。一般有局限性,不发展。对视力影响不大,一般不需要治疗。常有家族史,有连续传代的家系报道,为常染色体显性遗传。可合并花冠状白内障或天蓝色白内障。

10.珊瑚状白内障

珊瑚状白内障较少见。在晶状体的中央区有圆形或长方形的灰色或白色混浊,向外放射到囊膜,形如一簇向前生长的珊瑚,中央的核也混浊,对视力有一定的影响,一般静止不发展,多有家族史,为常染色体显性的隐性遗传。

11.点状白内障

晶状体皮质或核有白色、蓝绿色或淡褐色的点状混浊,发生在出生后或青少年时期。混浊静止不发展,一般视力无影响,或只有轻度视力减退,有时可合并其他类型混浊。

12.盘状白内障

本病是 Nettleship 等人在 Coppock 家庭中发现数名先天性白内障,故又名 Coppock 白内障,其特点是在核与后极之间有边界清楚的盘状混浊,清亮的皮质将混浊区与后极分开。因混浊的范围小不影响视力,晶状体的混浊发生在胚胎期的第 4 月,可能与晶状体的局部代谢异常有关。

13.圆盘状白内障

圆盘状白内障比较少见。瞳孔区晶状体有浓密的混浊,中央钙化,并且变薄,呈扁盘状,故名圆盘状白内障。由于晶状体无核,中央部变得更薄,横切时如哑铃状。有明显的遗传倾向。

14.硬核液化白内障

硬核液化白内障很少见。由于周边部晶状体纤维层液化,在晶状体囊膜内有半透明的乳状液体,棕色的胚胎核在液化的皮质中浮动,有时核亦液化。当皮质液化时,囊膜可受到损害而减少通透性,晶状体蛋白退出后刺激睫状体,或是核浮动刺激睫状体,因此可有葡萄膜炎或青光眼发生。

三、诊断要点

(1)晶状体混浊多在出生后即存在,个别延至婴幼儿乃至青春期才渐趋明显。

(2)多为对称性双眼晶状体混浊,且比较局限,大部分静止不变。

(3)无外伤,无其他眼病史。

四、实验室和其他辅助检查

(一)视网膜电图(ERG)检查

视网膜受到迅速改变的光刺激后,从感光上皮到两极细胞及无足细胞等能产生一系列的电反应,ERG 检查就是这些不同电位的复合波。ERG 检查有赖于视网膜色素上皮、光感受器、外网状层、双极细胞、水平细胞、无足细胞、Müller 细胞及视网膜脉络膜血液循环等的正常功能。这些因素中的一种或多种受累都可导致 ERG 异常,所以 ERG 主要是反映视网膜外层的情况。小的损伤,如黄斑区的病变,因为受累的感光上皮为数很少,ERG 不出现反应;视神经萎缩,因受累的部位主要是在神经节细胞,ERG 正常,亦不出现反应。

将一电极放置在角膜上,另一电极放置于最靠近眼球后部的眶缘部分,当视网膜受到光刺激时,通过适当的放大装置将视网膜电位变化记录下来,即为 ERG 检查。

ERG 检查在临床上常用于视网膜循环障碍疾病、遗传性视网膜变性（如视网膜色素变性等）、糖尿病性视网膜病变、视网膜脱离、眼外伤（如视网膜铁质沉着症以及交感性眼炎等）、夜盲、青光眼、白内障、色盲等疾病的诊断。

（二）视觉诱发电位（VEP）检查

检查的目的主要反映视网膜神经节细胞至视觉中枢的传导功能。

患者在暗室内，有效电极置于枕叶头部皮肤，无效电极置于耳垂或其他部位，接受的 VEP 信号图像经电子计算机叠加平均处理，由放大器在示波器上显示。

（三）B 超检查

B 超检查可发现球内其他病变以排除其他疾患，对白内障诊断、手术方式的选择及预后有特殊意义。

（四）实验室检查

（1）染色体核型分析和分带检查：先天性白内障合并其他系统的畸形，这些患者有可能是染色体病，因此要完成上述检查。

（2）血糖、尿糖和酮体测定：用以发现糖尿病、新生儿低血糖症，故应做上述检查。

（3）尿液检查：肾病合并先天性白内障，应查尿常规和尿氨基酸，以确诊 Lowe 综合征、Alport 综合征等；尿苯丙酮酸检查阳性、尿氯化铁试验阳性，以确诊苯丙酮尿症。

（4）血清钙、磷测定：甲状旁腺功能低下，血清钙降低，血清磷升高，血清钙低于 1.92 mmol/L 有低钙性白内障发生。

（5）氨基酸测定：应用氨基酸自动分析仪测定血氨基酸水平，可以诊断某些代谢病合并先天性白内障，如同型胱氨酸尿症、酪氨酸血症。

（6）血清抗体测定：母亲感染风疹病毒后，取急性期或恢复期血清，测血清抗体滴度，如果高于正常 4 倍，则为阳性结果，诊断风疹综合征。

五、鉴别诊断

新生儿出生后瞳孔区有白色反射称为白瞳症，其中最常见的即是先天性白内障，但还有其他眼病也可造成。因各类眼病治疗和预后不同，及时正确的鉴别诊断是非常必要的。

（一）早产儿视网膜病变（晶状体后纤维增生）

本病发生于体重低的早产儿，吸入高浓度的氧气可能是其致病原因。双眼发病,视网膜血管扩张迂曲,周边部视网膜有新生血管和水肿,在晶状体后面有纤维血管组织,将睫状体向中央部牵拉,因而发生白内障和视网膜脱离。

(二)永存增生原始玻璃体

患儿为足月顺产,多为单眼患病,患眼眼球小,前房浅,晶状体比较小,睫状突很长,可以达到晶状体的后极部,晶状体后有血管纤维膜,其上血管丰富。后极部晶状体混浊,虹膜-晶状体隔向前推移。

(三)炎性假性胶质瘤

炎性假性胶质瘤多为双眼发病,少数为单眼,在晶状体后有白色的斑块,眼球变小,眼压降低,其发病原因是在胚胎发育的最后 3 个月,在子宫内受到母亲感染的影响或是出生后新生儿期眼内炎造成的。

(四)视网膜母细胞瘤

儿童期最常见的眼内恶性肿瘤,虽然多发生在 3 岁以前,但也可发病很早,在出生后数天内即可见白瞳孔。由于肿瘤是乳白色或黄白色,当其生长到一定大时,进入眼内的光线即反射成黄白色。肿瘤继续生长引起视网膜脱离,表面有钙化点,眼压升高,最后继发青光眼及眼外转移。

(五)外层渗出性视网膜炎(Coats 病)

视网膜有白黄色病变,轻度隆起,表面有新生血管和微血管瘤,毛细血管扩张,严重者因视网膜广泛脱离而呈现白瞳孔反射。晚期虹膜新生血管、继发性青光眼和虹膜睫状体炎。

(六)视网膜发育不良

患儿为足月顺产,眼球小,前房很浅,晶状体后有白色的组织团块而呈白瞳孔。常合并大脑发育不良、先天性心脏病、腭裂和多指畸形。

(七)先天性弓形体病

本病近年来在我国已有报道。其特点是反复发生的眼内炎症,最后遗留脉络膜视网膜的色素性瘢痕,病灶多见于黄斑区,因而有白瞳孔的表现。并可有肝脾大、黄疸、脑积水和脑钙化。弓形体间接血液凝集试验阳性,弓形体间接免疫荧光抗体试验阳性,可以做出诊断。

(八)弓蛔线虫病

患病儿童的眼底有肉芽肿形成,临床分为两种类型:一是无活动炎症的后极部局限性脉络膜视网膜肉芽肿;一是有明显炎症的玻璃体混浊,两者均可致白瞳孔反射。询问病史,患儿有动物(猫、狗)接触史。

其他少见的白瞳症还有 Nonie 病、眼底后极部缺损、玻璃体积血机化、严重的视网膜胶质增生等。

六、并发症

许多先天性白内障患者常合并其他眼病或异常,这些合并症的存在更加重了视力障碍,因此在诊治先天性白内障时,要重视这些合并症的存在,以便采取正确的治疗措施。

(一)斜视

约有 1/2 以上的单眼白内障患者和不足 1/2 的双眼白内障患者伴有斜视。由于单眼晶状体混浊或屈光力的改变,致视力下降;或双眼晶状体混浊程度不同而造成双眼视力不平衡,破坏了融合机制,逐渐造成斜视。此外,先天性白内障的患眼可有某些解剖异常(如小眼球)和某些眼内的疾病,也可导致斜视的发生,并且逐渐加重。某些系统性疾患可为先天性白内障合并斜视,如 Lowe 综合征、Stickler 综合征、新生儿溶血症及某些染色体异常综合征。

(二)眼球震颤

因先天性白内障视力受影响,不能注视而出现摆动性或是搜寻性眼球震颤,即继发性眼球震颤,在白内障术后可以减轻或消失。如果术后眼球震颤不能消除,势必影响视力的恢复。先天性白内障合并眼球震颤也可见于某些系统疾病,如下颌-眼-面-头颅发育异常综合征、21 号染色体长臂缺失、Marinesco-Sjogren 综合征。

(三)先天性小眼球

先天性白内障合并先天性小眼球的患者,视力的恢复是不理想的,即便是在白内障术后,视力恢复亦有限。先天性小眼球的存在与先天性白内障的类型无关,有可能是在晶状体不正常的发育过程中发生晶状体混浊时而改变了眼球的大小,多与遗传有关。除小眼球外,还可合并某些眼内组织(如虹膜、脉络膜)缺损。先天性白内障合并小眼球者,还可见于某些系统病,如 Norrie 病、Gruber 病及某些染色体畸变综合征。

(四)视网膜和脉络膜病变

有少数先天性白内障患者可合并近视性脉络膜视网膜病变、毯样视网膜变性、Leber 先天性黑蒙,以及黄斑营养不良。

（五）其他

除上述较常见的并发症以外，还可合并晶状体脱位、晶状体缺损、先天性无虹膜、先天性虹膜和（或）脉络膜缺损、永存瞳孔膜、大角膜、圆锥角膜、永存玻璃体动脉等。

七、治疗

（一）辨证论治

1.先天禀赋不足

主证：出生即有晶状体混浊，轻者不易觉察，重者肉眼可见瞳孔内灰白，甚则可见患儿眼球震颤，无法固视，双眼不能追随眼前移动之物体。舌质淡，苔薄白，脉弱。

治法：补益肝肾。

方药：六味地黄丸加味。

方解：以六味地黄丸为补益肝肾之基础，加用枸杞子、菊花、沙苑蒺藜、菟丝子等合用，起补益肝肾，退翳明目之效。如食少纳呆，可以六味地黄丸加山楂、鸡内金、炒白术、麦芽，有补肝肾，清积健脾之功。

2.脾肾两虚

主证：晶状体混浊，视力欠佳，或有弱视，胞睑开合乏力，或视物稍久则常欲垂闭。食欲不振，大便溏泄或腹冷痛等，舌质淡，脉缓弱。

治法：健脾固肾。

方药：四君子汤合加减驻景丸加减。

方解：四君子汤以人参甘温益气，白术、茯苓健脾，合甘草和胃，共用可有健脾益气之功；加减驻景丸以多味子类药物如菟丝子、楮实子、枸杞子等合当归、川椒以补益肝肾，填精补血；两方同用可有健脾固肾之效。

（二）中成药治疗

1.六味地黄丸

组成：由熟地黄、山茱萸、怀山药、泽泻、丹皮、茯苓这6味中药组成。

用法：每次6 g，每天2～3次。

2.驻景丸

组成：楮实子、菟丝子、茺蔚子、木瓜、薏米、三七粉、鸡内金、炒谷芽、炒麦芽、枸杞、怀山药。

用法:每次 6~9 g,每天 2 次。

(三)单方验方治疗

1.薛氏家传秘方

组成:谷精草 120 g,猪肝 120 g。

用法:将猪肝焙干,合诸药共研细末。每服 9 g,白水送下,每天 1 次。

2.治障汤

组成:熟地黄 15 g,怀山药 12 g,茯苓 12 g,党参 9 g,谷精草 9 g,白蒺藜 9 g,枸杞子 9 g,决明子 9 g,菟丝子 9 g,菊花 6 g,石斛 6 g,五味子 4.5 g。

用法:每天 1 剂,水煎,分 2 次服,30 天为 1 个疗程。同时加服维生素 C 200 mg,每天 3 次。

(四)古方治疗

1.补中益气汤

组成:黄芪 18 g,炙甘草 9 g,人参 6 g,当归 3 g,陈皮 6 g,升麻 6 g,柴胡 6 g,白术 9 g。

服法:水煎服,每天 1 剂,早晚分服。

方解:本方为补气升阳的代表方。黄芪补中益气,升阳固表,人参、白术、炙甘草补气健脾,当归养血和营,陈皮理气和胃,使诸药补而不滞,柴胡、升麻升阳举陷,炙甘草调和诸药。

2.参苓白术散

组成:人参、白术、茯苓、炙甘草、陈皮、怀山药、炒扁豆、炒薏米、缩砂仁、莲米、桔梗、大枣 12 味中药组成。

服法:共研为细末,每服 6 g,枣汤调下。小儿量岁数加减服之。

方解:人参、白术、茯苓益气健脾渗湿,怀山药、莲子肉健脾益气,兼能止泻,白扁豆、薏苡仁健脾渗湿,砂仁醒脾和胃,行气化滞,桔梗宣肺利气,通调水道,载药上行,培土生金,炒甘草健脾和中,调和诸药。

3.驻景丸

组成:熟地黄、车前子各 150 g,菟丝子 250 g(一方加枸杞子)。

服法:蜜丸,梧桐子大,每服 50 丸,食前茯苓或石菖蒲煎汤送下。

方解:熟地黄味甘微温质润,既补血滋阴,又能补精益髓,车前子清热渗湿,明目,菟丝子滋补肝肾,明目。

4.五子衍宗丸

组成:枸杞子 400 g,菟丝子(炒)400 g,覆盆子 200 g,五味子(蒸)50 g,车前子(盐炒)100 g。

服法:口服。小蜜丸每次 9 g,每天 2 次。

方解:枸杞子、菟丝子补肾益精;覆盆子、五味子补肾涩固;车前子泻利与补肾药合用,补中有泻,以起调和作用。

5.磁朱丸(神曲丸)

组成:磁石 100 g,朱砂 50 g,神曲 200 g。

服法:诸味研末,炼蜜为丸,如梧子大,饮服 3 丸(2 g),每天 3 服。

方解:方中磁石入肾,能益阴潜阳,重镇安神,为主。朱砂入心,能安神定志。两合用,使水火既济,心肾交通,乃能入寐;肾精充足,则耳聪目明。神曲健脾胃、助运化,更以蜂蜜为丸,既可和胃补中,又防诸石碍胃。

(五)针灸疗法

常用穴:分二组。①球后、上睛明(睛明穴上 0.5 寸)。②新明 1 穴(翳风斜上 0.5 寸,耳垂后皱褶之中点)、天柱。

备用穴:光明、肾俞、肝俞。

操作:常用穴每次 1 组,交替应用。备用穴酌取 1～2 个。球后、上睛明,用 30～32 号毫针直刺,针尖破皮宜快,送针须慢,如略感阻力,即应变换针向,以防刺破血管,引起眼部血肿。针深约 1.5 寸,使整个眼球有显著的酸胀之感。新明 1 穴,以 28 号 2 寸毫针,与皮肤呈 60°角进针,向前上方达耳屏间切迹后,将耳垂略向前外方牵引,针体与人体纵轴成 45°角徐徐刺入,直达下颌骨髁状突浅面,反复探寻满意针感,最好能使感应到达眼球,然后以中等度刺激补法,运针 1 分钟后,取出。天柱穴略朝向同侧眼球方向刺入1.2 寸,使之有酸胀感。上穴均不留针,每周 1 次,不计疗程。

(六)现代医学疗法

由于先天性白内障有不同的临床表现,不同的病因,可为单眼或双眼患病,有完全性或是不完全性晶状体混浊,以及可能有弱视存在,所以其治疗不同于成人白内障。

1.保守治疗

双侧不完全白内障如果视力在 0.3 以上,则不必手术。但婴幼儿无法检查视力,如果白内障位于中央,通过清亮的周边部分能见到眼底,可不考虑手术,可长期用扩瞳剂,直到能检查视力时,决定是否手术。但是阿托品扩瞳,产生了调节麻痹,因此,阅读时需戴眼镜矫正。

应该注意的是视力与晶状体混浊的密度有关,而与混浊范围的关系不密切,如 5.5 mm 的晶状体混浊与2.0 mm混浊视力可能相同。

以往曾认为单眼的不完全白内障不必手术。实际上术后及时戴镜,遮盖健眼,或是配接触镜,还是可以达到比较好的视力。

2.手术

(1)术前检查。①眼部:首先应了解患儿的视力。因 4 岁以下的儿童很难查视力,可通过患儿的视反射,或对外界环境的反应能力对视力进行初步判断。为明确晶状体混浊的性质和程度,混浊是在逐渐加重还是在退行,应定期做裂隙灯和眼底检查。②全身:应注意是否伴有其他系统的异常,请专科医师检查,以便排除心血管和中枢神经系统的疾患,防止手术麻醉时发生意外。

此外,应仔细询问患者的家族史和遗传史,有助于疾病的诊断和了解预后。

(2)手术时间:因白内障的类型不同,选择手术的时间亦不同。

双眼完全性白内障:应在出生后 1～2 周手术,最迟不可超过 6 个月。另一眼应在第一眼手术后48 小时或更短的时间内手术。缩短手术时间间隔的目的更为了防止在手术后因单眼遮盖而发生剥夺性弱视。

双眼不完全性白内障:若双眼视力 0.1 或低于 0.1,不能窥见眼底者,则应争取早日手术;若周边能窥见眼底者,则不急于手术。

单眼完全性白内障:以往多认为单眼完全性白内障手术后不能恢复视力,因为 30%～70%完全性单眼白内障并发有其他眼部异常(小眼球、眼球震颤、斜视以及某些眼底病),同时已有弱视存在。但近年来的临床资料表明,如果能在新生儿期甚至在出生后 7 小时内手术,术后双眼遮盖,第4天佩戴接触镜(26.00～30.00 D),定期随诊,直至可辨认视力表时,有较多的患眼还是可以达到0.2 以上。如果在 1 岁后手术,即便手术很成功,瞳孔区清亮,视力很难达到 0.2。因此特别强调单眼白内障必须早期手术,并且要尽早完成光学矫正,配合严格的防治弱视的措施。

风疹综合征患儿不宜过早手术,因为在感染后早期,风疹病毒还存在于晶状体内。手术时潜伏在晶状体内的病毒释放而引起虹膜睫状体炎,有 2%～5%在手术后因炎症而发生眼球萎缩。风疹综合征白内障多为中央混浊,周边皮质清亮,因此可选用光学虹膜切除术。

(3)手术方式:自 1960 年 Scheie 改进了白内障吸出术后,目前该手术已广泛用于治疗先天性白内障。此手术简单、安全,可用于出生后不久的新生儿。光学虹膜切除术有一定的局限性,线状摘除术和刺囊术已很少应用。

光学虹膜切除术:适用于散瞳后可提高视力,混浊范围小的绕核性白内障、核性白内障或前后极白内障。虹膜切除后改变了瞳孔的大小和位置,切除部位通常选择颞上象限,因上睑遮盖,对外观无明显影响。

白内障吸出术:在全麻下手术,用手术显微镜。1%阿托品充分散大瞳孔,角膜缘切口约2 mm长,刺囊刀或针头伸入前房后,将晶状体前囊膜充分划破,用注吸针吸出前囊膜和皮质。吸出术保持了晶状体后囊膜的完整性,但术后很快有上皮从周边向中央生长,数周后后囊膜变为半透明,影响视网膜成像。因此,目前推荐以玻璃体切割器在一次手术时即将玻璃体和晶状体后囊膜切割和吸出,称为晶状体切除术。因为婴幼儿和儿童的晶状体后囊膜与玻璃体融合在一起,切开后囊膜时,也会同时切开玻璃体前界膜。使用玻璃体切割器可以从角膜缘切口,也有经睫状体部切口。

(4)YAG激光与膜性白内障:先天性白内障吸出术后90%有继发的膜形成,1/2以上的膜需手术切开才可提高视力。自从1982年YAG激光用于治疗膜性白内障以后,在有条件的地方已广泛应用,它具有简单、有效和安全的优点。一次手术成功率为97%,95%以上治疗后视力增进。白内障吸出术后一月即可行YAG激光后囊膜切开术,囊膜切口直径可为3.7 mm。

YAG激光治疗的并发症是眼压升高,一般是在术后2~4小时发生,24小时内眼压可恢复正常。虹膜血管损伤或是牵拉了虹膜和晶状体囊膜的粘连,引起虹膜积血或少量前房积血。囊膜碎片进入前房或玻璃体后,可引起轻度葡萄膜炎。6~20月后少数(3%~9%)发生黄斑囊样水肿。极少数可发生视网膜裂孔和视网膜脱离。YAG激光还可损伤人工晶体。虽然YAG激光治疗膜性白内障有上述并发症,但在目前仍不失为治疗膜性白内障的最好方法。

(5)人工晶体植入:Choyce(1955)首先用前房型人工晶体治疗先天性白内障,但有许多并发症,现已不用。Shearin(1977)首先用后房型人工晶体,近年来后房型人工晶体已广泛用于成人和儿童。

婴幼儿和儿童植入人工晶体的目的,除了提高视力,还能防止弱视和发展融合力。但是由于婴幼儿和儿童眼组织的特点,术中和术后的并发症明显多于成年人,因此不作为常规手术,一般最早在2岁以后手术。

术中并发症因婴幼儿和儿童的巩膜坚硬度低,在术中有巩膜塌陷的倾向,尤其是当巩膜切口较大时容易发生,严重者有眼内容物流失的危险。

术后并发症是由于巩膜塌陷,浅前房以及晶状体植入时与角膜内皮接触可造成线状角膜炎,但婴幼儿和儿童的角膜内皮活性高,所以在术后48~72小时即可恢复。其他并发症与成年人术后的并发症相同。如虹膜睫状体炎、眼内炎、泡性角膜病变、黄斑囊样水肿、青光眼等。

(6)角膜接触镜：单眼先天性白内障早期手术，术后佩戴接触镜是防止弱视和恢复视力的关键。单眼白内障手术后如果以眼镜矫正，双眼的影像差是22％～35％，接触镜的影像差可降至8％，而且没有戴眼镜矫正无晶状体眼会产生三棱镜不良反应，因此周边部的视力比戴眼镜好些，视网膜像面积增大。婴幼儿也可以戴接触镜。其缺点是婴幼儿和儿童戴镜有一定困难，镜片容易丢失，变形或破裂，最大的危害是有化脓性角膜溃疡的危险。此外，由于新生儿的角膜曲率半径小，所需的正号镜片度数高，紧扣在角膜上，因此容易引起角膜水肿和上皮病变。

单眼先天性白内障术后视力能否提高，在很大程度上取决于父母的配合和耐心，因为不足1岁的幼儿瞬目少，镜片容易丢失；2～6岁患儿多不合作，需更换许多镜片。单眼白内障开始应用接触镜时，应遮盖健眼，而且要严格遮盖。如果遮盖6个月以上仍有旁中心固视，表明弱视已不可逆，则可放弃遮盖。

3.外用滴眼液

(1)卡他灵滴眼液。

作用：阻碍醌类化合物与晶状体水溶性蛋白的结合。

用途：适用于治疗各类型白内障。

用法：滴眼，每天4～6次。

(2)卡林-U滴眼液。

作用：阻碍醌类化合物与晶状体水溶性蛋白的结合。

用途：适用于治疗各类型白内障。

用法：滴眼，每天4～6次。

(3)视明露滴眼液。

作用：有抑制醛糖还原酶的作用。

用途：适用于治疗各类白内障。

用法：滴眼，每天4～6次。

(4)莎普爱思滴眼液。

作用：有抑制醛糖还原酶的作用。

用途：适用于治疗各类白内障。

用法：滴眼，每天4～6次。

(5)珍明珠滴眼液。

作用：清肝、明目、止痛。

用途：适用于治疗各类白内障。

用法：1次1～2滴，1天3～5次。

（七）刮痧疗法

头部：全息穴区——额中带、额顶带后 1/3、顶枕带下 1/3。督脉——百会。膀胱经——双侧睛明、攒竹。奇穴——双侧太阳。胆经——双侧瞳子髎、风池。三焦经——双侧翳风。

背部：膀胱经——双侧肝俞至肾俞。

上肢：大肠经——双侧合谷至三间。

下肢：胃经——双侧足三里至丰隆。

（八）并发症治疗

1. 斜视

根据不同斜视病因采用不同的治疗方法：共同性斜视中先天性内斜视虽与眼的调节无关，但对双眼单视功能发育影响很大，最好的治疗是在 2 岁视功能发育初期做手术矫正。2～3 岁以后发生的内斜多与远视眼引起的调节辐辏过度有关，这种斜视要充分散瞳后验光，有远视者配足量眼镜，坚持戴镜 3～6 月使斜视矫正或部分矫正后，再对于残存的内斜手术治疗。戴镜后内斜无改变的，只有手术治疗。斜视完全矫正的继续戴镜，若远视度数很高，也可通过手术矫正斜视而降低戴镜度数。

2. 眼球震颤

在出生后 2 个月以前及早手术，延缓手术将导致眼球震颤，严重影响视力。

3. 先天性小眼球

先天性小眼球没有很好的医治方法，如眼睑裂小伴有明显的赘皮可以通过手术来改善，其他的异常没有更好的解决办法。

第三节　后发性白内障

一、病因、病机

（一）中医学认识

后发性白内障为气血失和，脉络郁遏，目中清纯之气失运，晶珠失养，导致气滞膏凝,逐渐成为内障,或者因为锐器刺伤,晶珠破裂,膏脂外溢,迅速凝结而成内障。

(二)西医学认识

后发性白内障是由于外囊摘除(包括超声乳化摘除)术后或晶状体外伤后,残留的皮质或晶状体上皮细胞增生,向后囊移行并化生。近年来,从生长因子角度探讨阐明白内障的发病机制已成为临床研究热点。

二、临床表现

(一)症状

白内障术后视力模糊,视物不清。

(二)体征

白内障手术摘除后或外伤性的白内障部分皮质吸收后,在瞳孔区残留晶状体皮质火星城纤维机化膜的特殊形态。残存囊下上皮细胞增殖,形成特殊形空泡样 Elschning 珠样小体,使后囊膜混浊,为后发性白内障。机化膜组织若与虹膜广泛粘连,使瞳孔偏位或闭锁易引发继发性青光眼。晶状体周边残存皮质较多,前囊膜粘连,包裹皮质而变混浊,形成周边混浊,中央透明的环,称为梅氏晶状体突或 Soemmoring 环形白内障,还有囊膜纤维和混合型等。

三、诊断要点

(1)有明确的晶状体外伤或者见于白内障手术。

(2)眼检镜透照时瞳孔区较大范围后囊膜混浊影响眼底检查。

(3)裂隙灯下,可见后囊膜残存的上皮细胞增殖形成的 Elschning 珠及机化膜相似膜组织和由残存皮质引起的 Soemmring 环形白内障,如位于前囊膜切口处边缘与后囊膜粘连处的环形隆起,前方深。

(4)有时可有虹膜后粘连。

(5)不透明膜多位于虹膜后瞳孔区,因残存物的多少和性质的不同,其质地差别大,厚薄不一。轻者细若薄纱,成半透明状,对视力影响轻微,重者色白,质地较硬,严重影响视力。

(6)眼部严重损伤或伴有炎症反应后形成。

四、实验室和其他辅助检查

(一)视力检查

(1)利用国际标准视力表和对数视力表,应分别检查双眼远近视力,以大致估计白内障所致视力损伤程度。对视力低下者,应另行光感、光定位、色觉检查,在暗室内遮盖健眼,患者站在5 m外,置一蜡烛光源,让患者辨别出蜡烛是否存在,已确定是否有光感,尔后,从不同的角度测定其光定位能力,最后以红、绿玻片置于眼前,确定辨色能力,是否正常,双点光源分辨试验,即辨别眼前相距很近的两个点光源的能力,对于判定视网膜功能亦有很重要意义。对于轻度或中等度的白内障,准确的视野检查,必要实行 Amsler 屏检查,以确定是否有中心暗点或视物变形对于提示可能同时存在的青光眼或其他眼底疾病是有意义的。

(2)潜在视力仪检查:潜在视力仪检查是一种测定后发性白内障潜在视力的方法,潜在视力必须安装在裂隙灯上进行,此方法属于心理物理学检查方法,其结果有患者主观成分,有试验表明,对于中等程度的白内障,激光干涉条纹检查和潜在视力仪检查,对于预测术后视力的准确性为 100%。

(二)视觉电生理检查

1.ERG 检查

ERG 对于评价黄斑部视网膜功能有重要的价值,致密浑浊的晶状体由于对光的吸收和散射作用而影响检查效果,闪光 ERG 可用于低视力眼的检查、视网膜脱离,特别是对视网膜遗传性疾病的 ERG 检查具有肯定的临床意义。研究表明,后发性白内障患者,闪光 ERG 反应相当于弱光刺激正常眼。

2.VEP 检查

VEP 检查是判断视功能的重要指标,其中闪光 VEP 反映视路传导和皮质功能,当后发性白内障黄斑部病变和视神经损害时,其振幅均可降低。

五、鉴别诊断

(一)外伤性白内障

外伤性白内障有明显的外伤史或眼部局部伤。眼的机械性损伤(挫伤、穿孔伤)、化学伤、电击伤和辐射均可引起晶状体混浊,统称外伤性白内障。

(1)挫伤性白内障:挫伤后,虹膜瞳孔缘色素印在晶状体表面,相应部位的晶状体囊下出现环形混浊,损伤前囊下晶状体上皮时可引起局限性花斑样混浊,可静止不再发展或向纵深发展。可能合并有晶状体半脱位或脱位。

(2)穿孔性外伤性白内障:眼球穿孔同时伴有晶状体囊破裂,房水进入囊内,晶状体纤维肿胀,变性、导致混浊。微小的囊破裂可自行闭合,混浊局限在破口处。但多数破裂过多者晶状体纤维肿胀,皮质进入前房和房角,引起继发性青光眼,需要及时手术。

（3）辐射性白内障：系由红外线、X 线、γ 线、快中子辐射等引起。主要表现在后囊下皮质盘状及楔形混浊，边界清楚，渐渐发展到全部皮质。前囊下有空泡或点状混浊，若有上皮细胞增生可形成致密的膜。

（4）电击性白内障：发生于雷击、触电后，致白内障的电压多为 500～3000 V。雷击白内障多为双侧性，触电白内障多为单侧性，与触电部位同侧。混浊位于囊下皮质，逐渐发展为完全混浊。常伴有电弧光黄斑灼伤，中心视力较差。

（二）低钙性白内障

（1）视力下降。

（2）晶状体混浊为无数白点或红色、绿色、蓝色微粒结晶分布于产前后皮质，可呈现辐射状或条纹状，混浊区与晶状体囊之间有一透明边界，严重者可迅速形成晶状体全混浊。婴幼儿常有绕核型白内障。

（三）老年性白内障

老年性白内障一般起于 40 岁以后，可双眼同时发病，也可双眼先后发病。临床表现除了晶状体混浊外，对视力的影响随混浊部位及程度而不同。老年性白内障患者常在早期自觉眼前有固定不动的黑点，并常出现单眼复视或多视现象，由于混浊的部位不同，视力障碍出现的时间亦有不同，随混浊的进展，视力障碍逐渐加重，最后可降低至指数以下，或仅有光感。

（四）并发性白内障

典型的混浊最早发生在晶状体囊膜下。由眼前节炎症形成的虹膜后粘连附近可出现局限性的晶状体前囊下混浊；由眼后节炎症或营养障碍可出现后囊下混浊。囊膜下出现灰黄色颗粒混浊，逐渐加深并向四周扩展，形成如同玫瑰花形状，其间有许多红、蓝、绿彩色点状结晶，囊下也有空泡形成或钙化，病程较长，早期影响视力。

（五）代谢性白内障

（1）发生于老年者与老年性白内障相似，只是发病率较高，发生较早，进展较快，容易成熟，此型多见。

（2）真性糖尿病性白内障多发生于严重的青少年糖尿病患者。多为双眼发病，发展迅速，甚至可于数天、数周或数月内发展为晶状体完全混浊。开始时在前后囊下出现典型的白点状或雪片状混浊，迅速扩展为完全性白内障。常伴有屈光变化，血糖升高时，血液内无机盐含量减少，渗透压降低，房水渗入晶状体内,使之变凸形成近视;血糖降低时,晶状体内水分渗出,晶状体变扁平形成远视。

(六)青光眼

目前,于对于原发性开角型青光眼的诊断必须具备眼压升高以及由于眼压升高所造成的视盘损害和视野缺损,而且房角开放。眼压升高、视神经功能障碍引起。如闭角性青光眼发作前常有生气、劳累等诱因,引起眼压急骤升高,出现虹视、眼痛、头痛、恶心、呕吐、视力下降、眼充血和流泪等症状。

六、并发症

(一)青光眼

青光眼早期往往无任何自觉症状,当病症发展到一定程度时,偶有轻微的眼胀,头痛或视物不清,中心视力不受影响,而视野逐渐缩小。中晚期因视野狭窄而有行动不便,定位不准等症状,尤以夜间为甚。有些晚期病例有虹膜和视物模糊不清。最后视力完全丧失。

(二)黄斑囊样水肿

中心视力缓慢减退,可有相对或难解难分对中心暗点,眼底可见黄斑区水肿呈蜂窝状或囊样外观,甚至形成裂孔。

七、治疗方法

(一)辨证论治

1.肝肾亏损

主证:眼病手术后,视物模糊,眼干目涩,头晕耳鸣,腰膝酸软,面色㿠白,小便清长,眼前如有苍蝇飞舞,晚上看灯或月亮似数个。舌苔白,脉沉细。

治法:补益肝肾。

方药:左归丸加减。熟附子10 g,当归10 g,鹿角胶10 g,熟地黄15 g,怀山药15 g,山茱萸15 g,枸杞子15 g,菟丝子15 g,杜仲15 g,牛膝15 g,丹参20 g。每天1剂,水煎服。可以适当地加入桃仁、红花等活血化瘀之品增强眼部血管血液运行。

方解:方中熟附子、鹿角胶为温阳补肾;熟地黄、怀山药、山茱萸、枸杞子、菟丝子、杜仲善补肝肾,益睛明目;当归、牛膝、丹参补血行气,防止由术后创伤而致的瘀血,助药力运行全身。由于桃仁、红花等是活血化瘀之品,可以增强眼部血管的血液运行。

2.脾气虚弱

主证:视物模糊,眼前黑花飞舞,眼外观端好,睛珠混浊,眼底正常。精神倦怠,肢体乏力,面色萎黄,食少纳呆。舌淡苔白,脉缓或弱。

治法:健脾益气。

方药:补中益气汤加减。党参 30 g,黄芪 30 g,茯苓 20 g,白术 15 g,怀山药 15 g,扁豆 15 g,蕤仁肉 15 g,陈皮 12 g,升麻 8 g,炙甘草 6 g。每天 1 剂,水煎服。可以适当加建曲、炒谷芽、炒麦芽、炒薏米、煨葛根。

方解:方中党参、黄芪、白术、怀山药、炙甘草为益气健脾;茯苓、扁豆健脾以助参、芪之功;陈皮行气醒脾和胃;升麻、柴胡升益清阳,蕤仁肉益精明目;建曲、炒谷芽、炒麦芽健脾消食,加炒薏苡仁、煨葛根利水消湿。

3.阴虚夹湿

主证:视物昏暗、午后更甚,眼干不适,眼前黑影飘动。晶珠部分混浊,眼底正常。全身兼见口渴,夜寐盗汗,大便不畅,小便短赤。舌红苔黄腻,脉细数。

治法:滋阴清热,宽中利湿。

方药:甘露饮加减。生地黄 15 g,熟地黄 15 g,茵陈蒿 15 g,石斛 12 g,麦门冬 15 g,天门冬 12 g,黄芩 12 g,枳壳 12 g,枇杷叶 10 g,甘草 6 g,珍珠母 30 g(先煎)。每天 1 剂,水煎服。夜寐多梦者可以多加磁石 30 g,烦热口苦者可以加栀子、黄连以清心除烦;大便不调,腹胀,苔黄腻去熟地黄,加薏苡仁、茯苓、佩兰、石菖蒲、厚朴以淡渗利湿,芳香化浊宽中理气;目干不适,加沙参以养阴生津;视物昏蒙加菟丝子等以滋肾明目。

方解:生地黄、熟地黄滋阴补肾,麦门冬、天门冬、石斛滋阴清热,茵陈蒿、黄芩清热利湿,枳壳、枇杷叶宽中降气以助化湿,甘草清热和中,珍珠母清肝明目。

4.肝热上扰

主证:视物昏暗、模糊,目涩不爽,头痛目胀,心烦或不寐。常伴有口苦咽干,急躁易怒,便结溲黄,胸胁疼痛。舌红,苔黄,脉弦。

治法:清热明目,平肝散邪。

方药:石决明散加减。石决明 30 g,决明子 30 g,青葙子 15 g,栀子 15 g,赤芍 15 g,蔓荆子 15 g,木贼 15 g,菊花 15 g,荆芥 12 g,羌活 12 g,大黄 10 g。每天 1 剂,水煎服。大便稀者去大黄、栀子;无外邪者去荆芥、羌活;头痛目涩多加白芷、桑叶;急躁易怒者加柴胡、青皮、制香附以疏肝理气,肝火不甚者可去大黄,加密蒙花等以清肝明目。

方解:石决明、决明子清热平肝,明目退翳为主药;青葙子、栀子、大黄、赤芍清肝泄热;蔓荆子、木贼、菊花、荆芥、羌活疏风散邪。

5.气血两虚

主证:晶珠混浊,视物模糊昏花,不耐久视,眉棱骨酸痛,神疲懒言,肢软乏力,舌淡,苔白,脉细。

治法:补益气血。

方药:八珍汤加减。当归9 g,川芎6 g,白芍15 g,熟地黄15 g,党参15 g,白术6 g,茯苓15 g,甘草3 g。临证可加菊花6 g,枸杞子9 g;气虚甚者可以加人参代党参,加黄芪20 g。

(二)中成药治疗

1.障明片

组成:怀山药、茯苓、牡丹皮等。

用法:每次3片,每天3次。

2.复明片

组成:熟地黄、怀山药、枸杞子、山茱萸、蒺藜、谷精草、茯苓、木通、女贞子、丹皮、生地黄、菊花、石决明、决明子、木贼。

用法:每次4片,每天3次。

3.视明露

组成:雪莲叶汁等。

用法:滴眼每天2~3次。

4.昆布眼液

组成:由中药昆布的提取液配制而成。

用法:滴眼每天3~4次。

(三)单方验方治疗

1.补气明目汤

党参15 g,茯苓12 g,白术9 g,密蒙花9 g,石斛9 g,怀山药12 g,刺蒺藜9 g,或用益气聪明汤加减(黄芪15 g,党参15 g,蔓荆子9 g,葛根6 g,白芍12 g,升麻3 g,炙甘草3 g,决明子9 g)。适用于手术后依然视物不清。视检查眼部,晶状体混浊,肢体倦怠,气短而促,胃食欲缺乏,舌淡脉虚。

2.复明汤

党参15 g,白术15 g,黄芪8 g,当归9 g,陈皮9 g,升麻9 g,柴胡9 g,茯神15 g,龙眼肉15 g,远志9 g,石菖蒲9 g,大枣12 g。适用于在手术时由于手术器械的创伤,导致视物模糊,三阴不足之目光晦暗。

3.益精明目汤

桑葚子 9 g,菟丝子 12 g,覆盆子 9 g,谷精草 9 g,熟地黄 10 g,楮实子 9 g,石决明 15 g,或用加味磁朱丸(磁石 15 g,朱砂 0.3 g,神曲 9 g,女贞子 12 g,乌豆衣 9 g,刺蒺藜 12 g,山茱萸 12 g)做汤剂,每天 1 剂。适用于手术后,仍视物不清,视检查眼部,可见晶状体混浊,头晕,耳鸣,脉细或弦。

4.磁朱丸

磁石、朱砂、神曲。每天服 2 次,每次 6 g。

5.验方 1

火硝 30 g(隔七层纸吸干),入飞黄丹 0.6 g,梅片 0.9 g。共研极细末,入瓶密封勿泄气,每点少许,此方治疗各种翳障。

6.验方 2

枯矾 2 g,冰片 0.6 g,乌贼膏 2 g,木香 0.2 g,共研极细末,取药少许点于眼上下结膜内,每天 2 次。用药后眼内有摩擦及流泪感,但 5~6 小时后即可消失。

7.验方 3

银铢 0.3 g,蛇蜕 10 g,冰片 0.6 g。先将蛇蜕煅后存性,与后 2 味共研极细末,用时滴眼内少许,每天 3 次。

8.验方 4

蛇蜕 15 g,蝉蜕 15 g,人指甲 15 g,生铁落 0.3 g,绣花针 7 个,猪肝 250 g。先将前 3 味药置瓦上文火煅黄,共研末,然后将针和铁锈与猪肝共煎 1 小时左右,用此汤送上药末,每天 3 次,共分为 2 天服完。

9.菊枸地黄丸加减

熟地黄 24 g,怀山药 12 g,山黄肉 12 g,茯苓 9 g,泽泻 9 g,丹皮 9 g,枸杞子 15 g,菊花 9 g,五味子 15 g,首乌 15 g,桔梗 6 g,饮食不节者减熟地黄,加生姜 15 g;失眠者加酸枣仁 30 g。熟地黄、怀山药补肝肾,益睛明目,而方中桔梗则为载药上行,因为眼为上部器官,为了让诸药抵达上部须配伍桔梗载药上行。肾阳虚者可以加肉桂、熟附子;口燥咽干者可以加玄参、麦冬、知母、黄柏;心烦失眠者可以加夜交藤、合欢花。

10.三仁汤加减

杏仁 6 g,滑石 9 g,白蔻仁 6 g,厚朴 6 g,白通草 6 g,淡竹叶 6 g,薏苡仁 15 g,半夏 9 g。脾虚症状明显时加怀山药 15 g,白术 6 g,扁豆 9 g,热象偏重者加银花 15 g,黄柏 15 g,车前子 9 g。

11.滋阴软坚退障饮

熟地黄 30 g,怀山药 20 g,夏枯草、菊花各 15 g,昆布、海藻各 12 g,山茱萸、茯苓、泽泻、玄参、鳖甲、桂枝、丹麦冬各 10 g。水煎服,早、晚各 1 次,每天 1 次,10 天为 1 个疗程,连服 2～3 个疗程。

(四)古方治疗

1.石决明散

组成:石决明 12 g,决明子 12 g,赤芍 12 g,青葙子 12 g,木贼 12 g,荆芥 12 g,麦冬 12 g,栀子 9 g,羌活 9 g,大黄 6 g。

制法:每天 1 剂,水煎 2 次,取汁 200 mL。

服法:每次 100 mL,每天 2 次服。

方解:石决明、决明子为主药,清热平肝,明目退翳;青葙子、栀子、大黄、赤芍清泻肝热;荆芥、羌活、木贼祛风散邪。诸药合用,清热平肝散邪明目。

2.泻热黄连汤

组成:升麻 25 g,黄芩(酒炒)、黄连(酒洗)、柴胡(酒洗)、生地黄(酒洗)各50 g,龙胆草 15 g。

制法:共为粗末,每服 15 g,水二盏,煎至一盏,去渣。

服法:午食前热服,午后再服,则阳不升,临卧休服,反助阴也。

方解:此方主治客之剂。治主者,升麻主脾胃,柴胡行肝经为君,生地黄凉血为臣,为阳明(胃)、太阴(脾)、厥阴(肝)多血故也;故客者,黄连、黄芩皆疗湿热为佐,龙胆草专除眼中诸疾为使,为诸湿热皆从外来为客也。

3.益气聪明汤

组成:黄芪(制)、人参各 0.25 g,甘草(炙)2.5 g,升麻、葛根各 1.5 g,蔓荆子7.5 g,芍药、黄柏(酒炒)各 5 g。

制法:研为末,每服 20 g,水二盏,煎至一盏,去渣。

服法:临睡前服,五更再煎服。

方解:此方以黄芪人参之甘温,治虚劳为君;甘草之甘平,承接和协,升麻之苦平微寒,行手阳明(大肠)、足阳明(胃)、足太阳(膀胱)之经为臣;葛根之甘平,蔓荆子之辛温,皆能升发为佐;芍药之酸微寒,补中焦,顺血脉,黄柏之苦寒,治肾水膀胱之不足为使。酒制又炒者,因热用也。或有热,可渐加黄柏,春夏加之,盛暑倍加之,加多则不效,脾胃虚者去之。热倍此者,服泻热黄连汤。

（五）针灸疗法

1.方法1

取穴：睛明、鱼腰、攒竹、球后、臂臑、合谷、足三里、三阴交。

操作：每天或隔天1次，每次2～3穴，中刺激，留针10～15分钟。

2.方法2

取穴：睛明、太阳、翳明。

操作：常规消毒后，以拇指轻轻固定眼球，直刺睛明穴1～2 cm深，直刺太阳穴0.4～0.6 cm深，直或斜刺翳明穴1～2 cm深。每天1次，10次为1个疗程。

3.方法3

取穴：攒竹、丝竹空、太阳、四白、合谷；肝肾亏损型加肝俞、肾俞、太溪、太冲；脾虚气弱型加足三里、百会、丰隆。

操作：隔天1次，留针15分钟，隔10分钟捻转提插以加强针感。

4.方法4

取穴：鱼腰、瞳子髎、攒竹、睛明；肝热上扰患者可加曲池、合谷、承泣；阴虚型可加蠡沟、足三里、太溪；气血瘀阻型加合谷、尺泽、血海、膈俞。

操作：采用轻刺手法，行针到患者自觉眼眶周围或眼球有麻木、酸胀或胀痛时为度。一般留针30分钟，每隔10分钟捻转1次，10次为1个疗程，每个疗程间隔5天。

5.方法5

取穴：睛明、四白、眶内穴；配合谷、益池、风池。

操作：针刺睛明穴，起针后用消毒干棉球压迫3分钟，四白穴透刺得气后即捻针，眶内穴得气时用轻雀啄手法，起针后用消毒棉球压迫。每天1次，10次为1个疗程。

（六）现代医学疗法

1.药物治疗

（1）仙诺林特或仙诺灵：是一种复合制剂，主要成分为牛眼晶状体中提取的晶状体蛋白素与抗坏血酸、核黄素和碘化钾符合制成。舌下含服1片，每天3次，用于治疗各种白内障。

（2）苄吲酸-赖氨酸（bendazac-lysine，BND）：BND能保护晶状体和血清蛋白免受热力和紫外线、酸或碱作用所引起的变性。它清除自由基的能力弱，但可以保护晶状体蛋白拮抗自由基损伤，在临床上用于治疗白内障患者，能明显改善视力,甚至可逆转混浊透明。口服 500 mg,每天 3 次;滴眼 0.1%。

(3)肝素:肝素可以抑制成纤维细胞的生长,减少人眼晶状体囊外摘除术后眼内组织表面纤维蛋白的沉积和后囊细胞的生长,从而阻止后发性白内障形成,提高视力。用 5% 肝素滴眼剂,术后每天3 次,连续用 4 个月。

(4)曲尼司特,又名利喘贝:本品系由日本 KI-SSOI 药品株式会社研发的一种抗过敏药物,在日本广泛用于治疗过敏性结膜炎。据日本东京医科大学及日本名古屋皇家眼科医院对白内障囊外手术植入人工晶体的患者,进行双盲实验证实有防治后发性白内障的作用,其主要作用机制为减少晶状体上皮细胞化生时 FGF-β 生成和释放,防止胶原合成而防治后发性白内障。在治疗中用0.5%曲尼司特滴眼剂,术后每天滴 4 次,连续用 3 个月,无不良反应。

(5)免疫毒素(MDK-RA):进行白内障外摘除临床试验的患者中,用 50 单位 MDK-RA 灌洗囊袋连续观察 24 个月,可有效抑制后发性白内障的发生。

2.手术治疗

在膜性的白内障切开或剪除的同时,可实行人工晶体植入术。适应证为瞳孔被膜性白内障遮盖,视力收到明显影响,而基本视功能正常者。

(1)Nd:YAG 激光治疗后发性白内障:使用美国科以人公司的 EPIC 型 Nd:YAG 激光机,术眼散瞳至 6 mm,表面麻醉后置 Abraham 接触镜,Nd:YAG 激光以单脉冲击射。术式包括以下几种。①十字形切开法:在视轴区中央行十字形切开,孔直径为 4 mm。②环形切开法:以视轴中心为圆心。半径1.52 mm,环形切开,但保留 5～7 点后囊膜不切开,完成后中央后囊膜略下沉并向后翻转。平均单脉冲能量(2.8±0.48)mJ,平均脉冲总数(27±15.1),平均总能量(50.5±15.8)mJ。术后常规滴抗生素、激素眼液和 0.5% 噻吗洛尔眼液。共 5～7 天,术后 1 周、1 个月、3 个月复查。

(2)儿童后发性白内障合并人工晶体固定性瞳孔夹持的手术治疗:常规消毒铺巾后,做颞侧透明角膜切口或上方巩膜隧道切口,前房注入足量的黏弹剂后,先用冲洗针头分离虹膜与 IOL 粘连。对虹膜后粘连严重难以分离者可将黏弹剂注入虹膜后用囊膜剪剪开粘连处。分离粘连后如发现囊袋内有再生皮质将再生皮质吸除,游离虹膜与晶状体后囊间的空间,以便 IOL 复位。由于后囊膜的严重混浊增殖,用破囊针刺穿后囊膜一个小孔后向后注入黏弹剂,囊膜剪剪开混浊的后囊膜,直径不超过光学面 5 mm。此时如有玻璃体脱出则进行前段玻璃体切割术。对伴有瞳孔膜闭者将其行虹膜周边切除后从周切口注入黏弹剂后将瞳孔区机化膜剪除或将瞳孔缘部分虹膜环形切除以进行瞳孔成形术;在完成虹膜与晶状体囊粘连分离后,将 IOL 光学部复位。此时瞳孔如不规则者,可用尼龙线将瞳孔缘缝合 1 针。术毕透明角膜切口一般不需缝合,巩膜隧道切口因患儿巩膜硬度低可缝合 1 针。

(3)经睫状体平坦部切口行晶状体后囊膜切开术治疗后发性白内障:常规麻醉,于距上角巩膜缘 4 mm 处做以角巩膜缘为基底的球结膜瓣,充分止血后于此处做垂直于角巩膜缘的巩膜穿透切口 1 mm,向上弯曲切囊针尖,垂直穿过切口伸入人工晶体后方的瞳孔区由 6 点处向 12 点处撕破光轴处的晶状体后囊膜,根据需要可缝合巩膜切口一针,如有软性残存皮质可以同时吸出,如遇较致密的机化膜可以用切囊针在瞳孔区后囊膜钩 2~3 个孔,扩大巩膜切口,用囊膜剪剪除机化膜,切口缝合 2 针。术毕给予 Dxm 2.5 mg+Gm 2 万 U(c),涂妥布霉素地塞米松眼膏单眼包扎。

(七)其他疗法

1.穴位注射法

取穴:合谷、肝俞、肾俞、风池、三阴交。

方法:每次取 2~3 穴,每穴位注射维生素 C 0.05 mL,每天 1 次,10 次为 1 个疗程。

2.三棱针疗法

取穴:睛明、太阳、攒竹、大敦。

方法:常规消毒后,选取上述 2 穴,用三棱针点刺出血数滴。其中大敦穴上用三棱针点刺后,用手指从膝关节推揉此穴出血。一般每天或间日 1 次。3~5 次后暂停一段时间再继续治疗。

3.电离子导入法

电离子导入法采用直流感应电,将珍珠明目滴眼液导入眼内。由于珍珠明目液内阴阳离子均存在,所以每次导入时,正负极交替使用,电流强度 0.5~1.5 mA,时间 30 分钟,隔天 1 次,每 5 次为 1 个疗程。

4.针挑疗法

取穴:第 6、7 颈椎棘突处,第 1 胸椎棘突处,以上各处旁开约 0.5 cm 处的 6 个点作为挑治部位,每 7 个点构成一个梅花形。

方法:患者取坐势,头略低,暴露局部皮肤后,选取挑治部位。按常规消毒皮肤,然后用针挑破皮肤,从皮下组织中可挑出白色纤维物数十条,至白色纤维物挑净为止,将白色纤维挑断或用手术刀切断。挑治部位有少量出血,用消毒棉球擦干即可。挑治时间一般为 1~4 次,每天挑治。从第 5 次开始,则每周挑 1 次,

12次为1个疗程。最初3次分别在第6～7颈椎,第1胸椎棘突处挑,第4～12次分别在棘突处周围、左右、上下相对称的两个点挑治(注意:挑治过程中,禁食有刺激性的食物,禁房事)。

5.推拿疗法

取穴:风池、攒竹、合谷、肝俞、太阳、太冲。

方法:按揉风池穴30次,刮眼轮30次,熨眼30秒,揉攒竹、睛明、太阳各30次,陷揉合谷30分钟,揉太冲、肝俞各30次。每天治疗1次,10天为1个疗程。

6.火罐疗法

取穴:第6、7颈椎棘突处,第1胸椎棘突处。

方法:依针挑疗法实行针挑后,挑治部位有少量出血,用消毒棉球擦干,然后在该处拔火罐,吸出少量血液即行起罐,将血擦干,用乙醇消毒,盖上消毒敷料,胶布固定,隔天1次,每12次为1个疗程,一般随针挑法相配合,同施患处。

7.梅花针疗法

取穴:后颈部、眼周部及大椎穴。

方法:常规梅花针刺法,弹刺后可加罐拔吸10～15分钟。隔天1次,5～10次为1个疗程。

8.敷贴疗法

取穴:寸口。

药物制备:取鹅不食草叶(石胡荽)捣烂,包于薄布袋中。

方法:捣烂后包于寸口处,左眼患病包于右寸口,反之亦然,每天1次或3天/次,视病情轻重及长短而定。

9.药枕法

(1)菊花、灵磁石、合欢花各200 g,夜交藤100 g,朱砂10 g。和匀装枕,每晚枕之。多适用于肝肾亏损型。

(2)菊花200 g,侧柏叶、磁石、百合花、玫瑰花各10 g。和匀装枕,每晚枕之。多适用于肝肾阴虚型。

10.磁疗法

取耳穴:目1,目2,肝,眼。

方法:耳所取穴部位用乙醇消毒,取直径3～5 mm的小磁珠数粒,分别置于穴点上并用胶布粘贴固定,嘱患者经常按压,每次3～5分钟,每天数次,3～5天更换1次。

11.电穴疗法

取穴:睛明、攒竹、瞳子髎、承泣。

方法:将直径为 8 mm 的圆形铜片贴于上穴位,有以盐水纱布 8 层覆盖并固定。将 SMS-03 型信息治疗仪阴极置于鼻根,阳极置于后溪穴。接通电源,强度为 10^{-10} 的安量极,输出高频电流脉冲信号。每天或隔天 1 次,每次 1 小时,30 次为 1 个疗程。

12.祛障穴冷冻法

本方法是治疗老年性白内障进行期(初发期、膨胀期)行之有效的方法,是原长春中医学院李永才教授 1980 年发现并创立的。

选穴:在角巩膜缘 3、6、9、12 点钟 4 个方位为祛障穴,穴位直径 2 mm,2/3 在巩膜缘上,1/3 在角膜缘上,先用 0.5% 丁卡因做表面麻醉 3 次后,用直径 2 mm 的无菌棉签蘸液氮 0.5 mL 之后迅速接触祛障穴表面,不施加压力。冷冻时间为 5 秒,以穴位表面出现白色冻斑为宜。每周 1 次,5 次为 1 个疗程。冷冻后无须特殊处理,局部极度充血水肿时,可点用氯霉素滴眼液以预防感染。

13.耳针疗法

(1)取肝、脾、肾、眼、内分泌、交感、神门。留针 30 分钟,两耳交替。每 3～5 次为 1 个疗程。

(2)取肝、胆、肾、肾上腺、心、交感。每次选 2～3 对穴位,穴位严格消毒后,埋皮内针,3～5 天换 1 次,两耳交替进行,5 次为 1 个疗程。

14.头针疗法

取穴:穴视区。

方法:针尖向下刺入头皮第三层幅状腱膜后,平行皮肤进针 4 cm,快速旋转针体,或留针 2 小时,10 次为 1 个疗程。

15.电针法

取穴:鱼腰、攒竹、瞳子髎、曲池、合谷。

方法:常规进针后,取鱼腰、攒竹二穴为主,配用它穴。采用电针治疗仪通以微弱电流治疗。

16.刮痧疗法

头部:全息穴区——额中带、额顶带后 1/3、顶枕带下 1/3。督脉——百会。膀胱经——双侧睛明、攒竹。奇穴——双侧太阳。胆经——双侧瞳子髎、风池。三焦经——双侧翳风。

背部:膀胱经——双侧肝俞至肾俞。

上肢:大肠经——双侧合谷至三间。

下肢:胃经——双侧足三里。

(八)并发症的治疗

1.青光眼

(1)中医疗法。①治法:疏肝解郁,降逆和胃。②方药:柴胡疏肝散加减。柴胡 10 g,香附 10 g,川芎 6 g,白芍 10 g,枳壳 6 g,陈皮 6 g,当归 10 g,茯苓 15 g,白术 10 g,甘草 3 g。每天 1 剂,水煎服。

(2)针灸疗法:①针刺睛明、合谷、三阴交、行间,以滋阴平肝,理气通络。每周 3 次,留针 40 分钟,7 次为 1 个疗程。②冷灸太阳、风池、印堂、鱼腰中之 2 穴,每天 1 次,留针 40 分钟,10 次为 1 个疗程,从第 2 个疗程开始,除局部取 1 个穴位外,心火盛者加内关,肾虚加肾俞。

(3)其他疗法:①取目 1、目 2、眼、降压点、神门、肾、肾上腺、内分泌、肝、肝阳等穴位针刺或埋刺。7 天为 1 个疗程。②取肝、肾、眼、目 1、目 2、皮质下、交感,每周 3 次,左右交替,留针 20 分钟,12 次为 1 个疗程。③维生素 B_{12} 加山莨菪碱行肝俞、肾俞穴注射、对小视野青光眼有提高视力、扩大视野的作用。④黄连粉适量,研成粉末,水调成糊状,敷足心涌泉穴。⑤双明散水调成糊状,涂太阳穴。

(4)现代医学疗法。①毛果芸香碱:是一个老而有效的抗青光眼药物,浓度 0.5%～4%,常用 1%～2%滴眼液,滴眼后 10～15 分钟开始缩瞳,1 小时后眼内压明显下降,持续降眼压 4～8 小时,眼压降低 20%,临床上宜每天 4 次滴眼,人眼对毛果芸香碱的缩瞳反应存在着明显的个体差异,棕色虹膜对其反应不如蓝色虹膜好。②乙酰奎宁:是合成药,作用和持续时间和毛果芸香碱相似,常用浓度为 0.5%～2%,可作为毛果芸香碱过敏时的代用品,但致调节痉挛的作用较毛果芸香碱小。③毒扁豆碱:是短期药,常用为 0.5%～1%的溶液,4～6 小时 1 次,或 0.25%的油膏,每天 2 次,或在夜间点用,防止夜里眼压升高,滴眼后可发生缩瞳,1～2 小时作用最大,持续时间 4～6 小时。④氟磷酸二异丙酯:用 0.12%～0.25%的溶液,12～48 小时 1 次,用药后 30 分钟,眼压开始降低,24 小时作用最大,持续 1 至数天,也可用 0.25%的无水花生油溶液或油膏,12～72 小时 1 次。

(5)手术治疗(虹膜切除治疗法):包括术前准备及麻醉和手术步骤,具体如下。

术前必须检查前房角。术前数天滴用广谱抗生素滴眼液。术前 1～2 小时滴用 2%毛果芸香碱滴眼液,防止术中瞳孔扩大,有利于完成手术。对精神紧张者,术前前一天晚上和术前 2 小时给予少量巴比妥类药物(如苯巴比妥 0.06～

0.1 g）。通常应用局部麻醉。滴 0.5％丁卡因 2 次后,于手术部位结膜下注射 2％利多卡因或普鲁卡因 0.5 mL。麻醉药中不加肾上腺素,以防术中瞳孔扩大。一般不需要眼轮匝肌和球后麻醉。

手术部位:最好选择鼻上象限的角巩膜缘,以便保留结膜囊较宽的颞上象限,于日后需要时施行眼外滤过术。

球结膜切口:可选择角巩膜缘的球结膜切口,或做角巩膜缘为基底的球结膜瓣。无论采用哪种切口,剥离球结膜范围均不需很大。采用角巩膜缘切口时,剪开球结膜长度 3.5～4 mm,然后向穹隆部分离至角巩膜缘后 3～4 mm。如做角巩膜缘为基底的球结膜瓣,球结膜瓣宽约 3 mm,向前分离至角巩膜缘。球结膜切口最好不要超过 12 点。暴露角巩膜缘后应充分止血。

角巩膜缘切口:用镊子夹住一条水平直肌终端,以便充分地固定眼球。用 15 号小圆刀片在角巩膜缘灰蓝半月区中间做平行于角巩膜缘切口。刀尖指向眼球中心稍前部,使刀呈接近垂直于角膜方向（约 80°角）进入前房。如果术者突然感到进刀的阻力消失,或有房水溢出,表明已切穿前房。继续完成角巩膜切口,使其外口长约 3 mm,内口长 2.5～3 mm。当刀尖从角巩膜切口撤出时,周边部虹膜会自然脱出或用镊子尖快速地轻压角巩膜切口后唇数下,使周边部虹膜脱出于角巩膜切口外。用虹膜镊夹住脱出的周边部虹膜,轻轻提起,持虹膜剪紧贴角巩膜缘将脱出的虹膜剪除。剪刀的刀刃可平行于角巩膜缘。虹膜缺损呈椭圆形,或者剪刀垂直于角巩膜缘。虹膜缺损则较小,成三角形。检查剪除的虹膜有无色素上皮层,确定虹膜是否全层切除。

恢复虹膜:虹膜切除后用平衡盐水轻轻冲洗角巩膜缘切口,常可使虹膜复位。但冲洗时不能将冲洗针头伸入切口。用斜视钩或虹膜恢复器轻轻地按摩角巩膜缘切口周围数次,使切口的内口张开,嵌于切口内虹膜复位,瞳孔恢复圆形,位于中央。如果按摩切口后仍不能恢复虹膜,用虹膜恢复器轻轻地伸入切口两端向切口中央整复虹膜 1～2 次,虹膜恢复器应垂直于切口,且与切口平行,虹膜即可恢复。

角巩膜切口:一般不需缝合。如果切口较大,可用 10-0 号尼龙线缝合一针。连续缝合球结膜瓣。

2.黄斑囊样水肿

（1）中医疗法。①治法:养阴扶正。②方药:二至丸。旱莲草 20 g,女贞子 15 g,大蓟 10 g,小蓟 10 g,车前子 10 g,侧柏叶 15 g,白茅根 15 g,黄芪 20 g,水煎服。

（2）针灸治疗：球后、阳白、合谷、睛明、承泣、光明、增明。每次取上述 3～4 穴，毫针刺，中等强度，进针后 15～20 分钟，隔天 1 次，10 次为 1 个疗程。

（3）穴位埋线法：肝俞、肾俞、臂膈、在上述 3 穴位处埋羊肠线，每半个月 1 次，2 次为1 个疗程。

（4）现代医学疗法：①乙酰唑胺 500 mg 口服，每天 1 次，可用于术后的患者，也可以用于有视网膜色素变性或葡萄膜炎的患者。②吲哚美辛（消炎痛）25 mg 口服，每天 3 次，用药 6 周。③1％泼尼松滴眼，每天 4 次，用药 3 周，随后逐渐减量维持 3 周以上。④泼尼松，每天口服 40 mg，用药 5 天，随后逐渐减量维持 2 周以上。

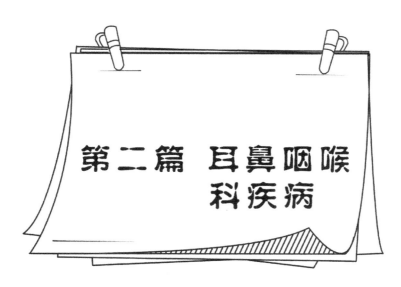

第二篇　耳鼻咽喉科疾病

第四章　耳部疾病

第一节　急性化脓性中耳炎

急性化脓性中耳炎是中耳黏膜的急性化脓性炎症。主要致病菌为肺炎链球菌、流感嗜血杆菌、乙型溶血性链球菌、葡萄球菌、变形杆菌等。本病好发于儿童。

一、致病因素

(一)咽鼓管途径

咽鼓管途径最常见。婴幼儿基于其解剖生理特点(咽鼓管短、宽而平直),比成人更易经此途径引起中耳感染。如哺乳位置不当、平卧吮奶,乳汁或呕吐物可经咽鼓管流入中耳。

(1)急性上呼吸道感染时,如急性鼻炎、急性鼻咽炎等,炎症向咽鼓管蔓延。急性传染病,如猩红热、麻疹、百日咳等,致病微生物可经咽鼓管途径并发本病。

(2)在不洁的水中游泳或跳水,不适当的咽鼓管吹张、擤鼻或鼻腔治疗等,导病菌可循咽鼓管侵犯中耳。

(3)急性分泌性中耳炎时,如有细菌侵入,可发展为急性化脓性中耳炎。

(二)外耳道-鼓膜途径

鼓膜外伤、鼓膜穿刺或鼓膜置管时污染,致病菌可由外耳道直接侵入中耳。

(三)血行感染

致病菌通过血液循环进入中耳引发炎症的机会虽少,但其病变常造成鼓膜坏死。多见于猩红热和伤寒。

二、临床特点

(一)全身症状

鼓膜穿孔前，全身症状明显，患儿可有畏寒、发热、倦怠、食欲减退等。可有哭闹不安，高热、惊厥、呕吐、腹泻等消化道症状。鼓膜穿孔后，局部和全身症状也随着改善，耳痛减轻，体温逐渐下降。

(二)耳痛

耳痛为本病的早期症状。耳痛呈扑动样跳痛或刺痛，可向同侧头部或牙放射。一旦鼓膜穿破脓液流出，耳痛消失。

(三)耳鸣及听力减退

患耳可有跳动性耳鸣，严重者可出现耳聋。鼓膜穿孔后听力可能反而提高。

(四)耳漏

鼓膜穿孔后耳内液体流出，初为浆液血性，以后变为黏液脓性或脓性。

三、体格检查及实验室检查

(一)耳内镜检查

早期鼓膜内陷，锤骨柄充血、突出，短突翘起明显似骨刺。早期鼓室内有渗液，通过鼓膜偶可见到气泡或液平面。化脓期鼓室大量积脓，鼓膜极度外凸膨隆，锤骨外形消失。穿孔期鼓室积脓增加，局部坏死溃破，鼓膜穿孔后，脓液由此处外泄。

(二)触诊

乳突窦区有明显压痛。

(三)听力检查

多呈传导性聋，听力损失可达 40~50 dB。

(四)血液检查

白细胞计数总数增多，中性粒细胞比例增加。

四、诊断要点

根据病史和检查，不难诊断本病。但需与下列疾病相鉴别。

（一）外耳道炎及疖肿

外耳道口及耳道内弥漫性肿胀，有渗出性分泌物，局限形成疖肿有脓，分泌物无黏液，无明显耳聋是其特点。按压耳屏剧痛，常伴有耳后淋巴结肿大。

（二）急性鼓膜炎

常并发于流行性感冒和耳带状疱疹，鼓膜充血形成大疱，常伴有剧烈耳痛，但无穿孔及流脓现象，听力损失不严重，血常规白细胞计数增多不明显。

五、治疗

（一）全身治疗

（1）及早应用足量抗生素控制感染。选用敏感抗生素，直至症状完全消失，并在症状消失后继续使用数天方可停药。

（2）1％麻黄碱液或呋喃西林麻黄碱液、氯霉素麻黄碱液滴鼻，可减轻咽鼓管咽口肿胀，以利引流。

（3）理疗：如红外线、超短波等，有助于消炎止痛。

（4）全身支持疗法：注意休息，调节饮食，疏通大便。

（二）局部治疗

（1）鼓膜穿孔前：①以1％～3％苯酚甘油滴耳剂滴耳，可消炎止痛。②鼓膜切开术。

（2）鼓膜穿孔后：①先以3％过氧化氢清洗，并拭净外耳道脓液，以便药物进入中耳发挥作用。②局部用药以抗生素耳液为主，每天3～4次。恢复期，可选用4％硼酸甘油、2.5％～5％氯霉素甘油等滴耳，以便于消肿、干耳。③感染完全控制后，鼓膜穿孔长期不愈合者，可行鼓膜修补术。

（三）病因治疗

积极治疗鼻部及咽部慢性疾病，如腺样体肥大、慢性鼻窦炎、慢性扁桃体炎等。

第二节　分泌性中耳炎

分泌性中耳炎是中耳黏膜的非化脓性炎症。临床上以鼓室积液和听力下降为主要特征。多发于冬春季节,成人、儿童均可发病,为儿童致聋的常见原因之一。分泌性中耳炎有急、慢性之分。发病与咽鼓管功能障碍、感染因素及变态反应有关。

一、临床表现

(1)听力减退、自听过强、耳胀满感、耳鸣。急性期轻微耳痛。

(2)鼓室积液见于急性期患者。鼓膜呈淡黄色,略膨出。可见液平面或气泡。

(3)鼓膜内陷慢性期鼓膜呈灰蓝色或灰白色。晚期鼓膜、听骨链粘连。

(4)鼓室积液黏稠。内有大量含铁血黄素时,形成"蓝鼓膜"。也可出现胆固醇肉芽肿。

(5)常有上呼吸道感染史,或慢性鼻炎、鼻窦炎病史。儿童常因腺样体肥大诱发。鼻咽部肿瘤也是致病原因之一。

二、诊断要点

(1)有明显病因及临床表现。

(2)听力学检查传导性听力损失。声导抗鼓室压呈 B 型曲线或 C 型曲线。

(3)鼓膜穿刺有淡黄色液体抽出。

(4)影像学检查。

(5)鼻内镜检查。

(6)排除颈静脉球瘤、鼓室球瘤、脑脊液耳漏、外淋巴瘘、鼓室硬化症、鼻咽癌等。

三、治疗方案及原则

(1)病因治疗。

(2)抗感染、抗变态反应药物。

(3)促进积液排出药物,如沐舒坦、吉诺通等。

(4)物理治疗。

(5)咽鼓管吹张法 Valsalva 自行吹张法、Politzer 球吹张法和导管法。

(6)鼓膜穿刺术。

(7)鼓膜置管术。

(8)合并胆固醇肉芽肿时,行鼓室乳突探查术。

第三节 鼓室硬化症

鼓室硬化症是中耳炎后遗症,是中耳在长期慢性炎症或急性感染反复发作后,所遗留的中耳结缔组织退行性病变。病理表现为中耳黏膜下层及鼓膜固有层中,出现透明变性和钙质斑块沉着。鼓膜、鼓室黏膜、窗膜坚硬,听骨链骨化固定。它是引起传导性听力损失的重要原因之一。

一、临床表现

(1)进行性听力减退。

(2)耳鸣。

(3)鼓膜大多有中央性干穿孔。鼓岬上有黄白色斑块,残余鼓膜有钙化斑。完整的鼓膜浑浊、增厚或有大小不等形状不一的钙斑。

二、诊断要点

(1)中耳炎病史和临床表现。

(2)进行性耳聋及耳鸣。

(3)听力学检查纯音听力曲线呈传导性听力损失,气骨导差距较大,多在35～55 dB。

(4)声导抗图为 B 型或 As 型,声反射消失。

(5)咽鼓管功能咽鼓管通气功能大多良好。

(6)颞骨 CT 扫描乳突多为板障型或硬化型。鼓室及听骨周围可见斑块状阴影,无骨质破坏。

三、治疗方案及原则

(1)手术治疗是本病治疗主要手段。包括对中耳硬化组织的处理,鼓膜硬化灶处理和穿孔修补及听骨链重建。

(2)各种原因不能手术者,可选配助听器。

第四节　粘连性中耳炎

粘连性中耳炎是各种急、慢性化脓或非化脓性中耳炎愈合不良，或治疗不当所导致的后遗症。其主要病理改变是中耳内纤维组织增生或瘢痕形成。

一、临床表现

(1)听力下降，多为传导性。

(2)耳堵塞或胀闷感，多为本病的主要症状。

(3)耳鸣。

(4)鼓膜明显内陷，甚至与鼓室内壁粘连。活动度差或不能活动。

二、诊断要点

(1)中耳炎病史。

(2)临床表现。

(3)听力学检查纯音测听为传导性听力下降，一般不超过 50 dB。声导抗为B型曲线，声反射消失。

(4)咽鼓管有程度不同的狭窄，甚至完全闭塞。

(5)颞骨 CT 检查。

三、治疗方案及原则

(1)保守治疗鼓膜置管，鼓膜按摩及咽鼓管吹张。

(2)手术治疗。

(3)选配助听器。

第五节　听　力　障　碍

一、听力障碍概论

人体听觉系统中的传音、感音或分析综合部位的任何结构或功能障碍，都可表现为听力障碍。世界卫生组织(WHO)将听力障碍分为轻度、中度、重度和极重度 4 类。平均听阈≥81 dB 者为极重度听力障碍,又称为耳聋。

(一)耳聋分类

按病变性质和部位分类,可分为器质性聋和功能性聋两大类。器质性聋可按病变部位分为传导性聋、感音神经性聋和混合性聋 3 种。感音神经性聋可细分为:感音性聋,其病变部位在耳蜗,又称为耳蜗性聋;神经性聋,因病变部位在耳蜗以后的诸部位,又称为蜗后聋。功能性聋因无明显器质性变化,又称精神性聋或癔症性聋。

按发病时间分类,可以出生前后划分为先天性聋和后天性聋。以语言功能发育程度划分为语前聋和语后聋。先天性聋按病因不同可分为遗传性聋和非遗传性聋两类。

按病因分类:遗传性、疾病外伤、环境和药物因素。

(二)听力障碍分级与评残标准

临床上常以纯音测听所得言语频率听阈的平均值为标准。我国法定为以 500 Hz、1000 Hz 和 2000 Hz 3 个频率为准,WHO 于 1997 年日内瓦会议对听力残疾定义和听力损失分级将 3000 Hz 或 4000 Hz 列入计算范围。

听力障碍分级,以单耳听力损失为准,分为 5 级。①轻微听力障碍:听低声谈话有困难,语频平均听阈<26 dB。②中度听力障碍:听一般谈话有困难,语频听阈在 41~55 dB。③中重度听力障碍:要大声说话才能听清,语频听阈 56~70 dB。④重度听力障碍:需要耳旁大声说话才能听到,听阈在 71~90 dB 之间。⑤极重度听力障碍:耳旁大声呼唤都听不清,听阈>90 dB。

(三)传导性聋

在声音传导径路上任何结构与功能障碍,都会导致进入内耳的声能减弱,所造成的听力下降为传导性听力损失,称为传导性聋。

1.病变部位

(1)单纯耳郭畸形。

(2)外耳道堵塞、狭窄或闭锁。

(3)鼓膜病变。

(4)听骨链病变。

(5)咽鼓管及气房系统病变。

(6)内耳淋巴液波传导障碍。

2.诊断

(1)病史及专科检查:可以了解病变的原因、部位、损害的范围和轻重程度。

(2)听功能检查。

音叉检查:①林纳试验(Rinne test,RT)阴性。②韦伯试验(Weber test,WT)偏患侧。③施瓦巴赫试验(Schwabach test,ST)延长,是传导性聋的重要特征。

纯音测听:骨导听阈基本正常,气导听阈>60 dB。

声导纳计检查:用于耳道和鼓膜完整的病例。检查鼓室图及声反射,可以帮助判断鼓室气压功能及听骨链的完整性。

(3)影像检查:可以根据上述检查结果选定,首选颞骨 X 线片或高分辨率CT 检查,可以协助确定病变的部位、范围及程度。

3.治疗

应根据病因及病变的部位、性质和范围确定不同的治疗方法。在确定咽鼓管功能及耳蜗功能正常后,大多数传导性聋可以经过耳显微外科手术重建听力。因各种原因不能接受手术或手术治疗无效者,可佩戴助听器。

(四)感音神经性聋

由于螺旋器毛细胞、听神经、听觉传导径路或各级神经元受损害,致声音的感受与神经冲动传递障碍以及皮层功能缺如者,称感音性、神经性或中枢性聋。

1.病因及临床特征

(1)先天性聋:①遗传性聋。②非遗传性聋。

(2)老年性聋。

(3)传染病源性聋。

(4)全身系统性疾病引起的耳聋:常见者首推高血压与动脉硬化。临床表现为双侧对称性高频感音性聋伴持续性高调耳鸣。其他如糖尿病、甲状腺功能低下等。

(5)耳毒性聋:又称药物中毒性聋,指误用某些药物或长期接触某些化学制品所致的耳听力损失。化学物质中毒致聋受损的部位多在蜗后,常同时累及前庭功能。临床上均有耳鸣、耳聋与眩晕,一般为暂时性,少数为永久性。

(6)创伤性聋。

(7)特发性突聋:特发性突聋指无明显原因短时间突然发生的感音神经性聋。

(8)自身免疫性聋:自身免疫性聋为多发于青壮年的双侧同时或先后出现

的、非对称性、波动性进行性感音神经性聋。

（9）其他：能引起感音神经性耳聋的疾病尚有很多，较常见者如中耳炎并发症、梅尼埃病、耳蜗性耳硬化、桥小脑角占位性疾病、多发性硬化症等。

2.诊断和鉴别诊断

全面系统地收集病史，详尽的耳鼻部检查，严格的听功能、前庭功能和咽鼓管功能检测，必要的影像学和全身检查等是诊断和鉴别诊断的基础。客观的综合分析则是其前提。

3.治疗

感音神经性聋的治疗原则是恢复或部分恢复已丧失的听力，尽量保存并利用残余的听力。具体方法如下。

（1）药物治疗：因致聋原因很多，发病机制和病理改变复杂，且不尽相同，故迄今尚无一个简单有效且适用于任何情况的药物或疗法。目前，多在排除或治疗原因疾病的同时，尽早选用可扩张内耳血管的药物、降低血液黏稠度和溶解血栓的药物、维生素 B 族药物，能量制剂，必要时还可应用抗细菌、抗病毒及糖皮质激素类药物。药物治疗无效者可配用助听器。

（2）助听器。

（3）耳蜗植入器：耳蜗植入器又称电子耳蜗或人工耳蜗，包括植入体及言语处理器两部分，是当前帮助极重度聋人获得听力、获得或保持言语功能的良好工具。

（4）听觉和言语训练。

（五）混合性聋

耳传音与感音系统同时受累所致的耳聋称混合性聋。混合性聋的治疗方法，应根据不同病因及病情综合分析选定，语频区骨导听阈＜45 dB，气骨导差＞25 dB 的晚期耳硬化症及慢性中耳炎静止期、咽鼓管功能正常者，可以考虑手术治疗；慢性中耳炎伴有糖尿病致混合性聋者，应注意控制血糖和治疗中耳炎症。听力损失可用助听补偿治疗。

（六）功能性聋

本病又称精神性聋或癔症性聋，属非器质性耳聋。

（七）伪聋

伪聋又称诈聋，指听觉系统无病而自称失去听觉，对声音不做搭理者的表现。自从声导抗、听性诱发电位和耳声发射测听法问世以来，伪聋的准确识别多已不成问题,但确诊前必要注意慎重地与功能性聋鉴别。

二、骨锚式助听器

现代助听器是一种利用电频振动放大原理扩大声音响度以补偿听力损失的电声转换器具。

(一)骨锚式助听器的工作原理与构件

BAHA 是基于直接骨导原理。将系统的微音器、声处理器、传声器固定在颅骨上,将信号直接传到颅骨、振动耳蜗产生听觉,如同音叉接触牙齿那样。

BAHA 是部分植入式助听装置,由钛质螺钉、桥基和声音处理器 3 部分组成:①钛质螺钉铆在乳突部颅骨上的全植入部。②桥基如同螺栓,穿过皮肤与固定在骨内之螺钉相接。③体外部分声音处理器是微音器言语信号处理电路。振荡器和电池的集成体,以旋转轴方式与桥基相接,将声振动直接传至颅骨,传至耳蜗,引起内耳淋巴液振动。

(二)骨锚式助听器的适应证

骨锚式助听器主要是用于不宜佩戴气导助听器的传导性聋、混合性聋及中度以下骨导损失的感音神经性聋者。

(1)外耳道狭窄、闭锁或中耳及耳道炎症、流水长期不能控制的重听患者。

(2)由于堵耳不适或啸叫难忍不能耐受气导助听器的中、重度听力损失者。

(3)单耳完全失聪,要求获得双耳听觉效应者。

(4)最适宜病例,纯音骨导听阈平均值(PTAbc)≤45 dBHL,最大言语识别率(SRSmax)≥80%。PTAbc≥70 dBHL,SRSmax≥60%者视为不宜病例。

(三)BAHA 的植入方式及使用

植入手术可分二期或一期完成。成人一般局麻,儿童及不能配合者可在全麻下完成。在耳后乳突区选择合适部位,切开皮肤及皮下组织,显露乳突骨面,在距耳道口后上方 5～6 cm 处,以电钻打一深3～4 mm的骨孔,将钛螺钉缓慢旋入,使牢牢铆在乳突骨质上,皮肤复位、缝合、加压包扎。3～4 个月后,钛螺钉将与骨质严实粘连铆定,可行二期手术,让桥基穿过皮肤与螺钉旋接,将螺钉周围皮下组织切除,使能与乳突骨面直接粘连,术后局部加压包扎。

(四)BAHA 的效果与并发症

BAHA 具有颅骨直接振动、声音衰减接近零和失真度极少的优势,使术后听敏度、言语分辨率及声源定向能力都获得明显改善。

BAHA 为部分植入式助听器,桥基部跨越皮肤,容易引起不适和炎症,声音处理器固定在体外,亦易受碰撞引起不适和需安装取下不便等缺点,成为人们研制完全植入式器具的动力所在。

三、人工中耳

人工中耳又称植入性助听器,其工作原理是用一个电机械转换器替代了传统助听器的放大器。

(一)组成

一般由 4 个部分组成:麦克风、电调控器及放大器、电转换器(振动器)、电源(电池)。完全植入性助听器的所有部件都可植入,因此体外及外耳道都没有可见的部件。部分植入性助听器中有一个或多个组成部分留在体外或外耳道。

(二)分类

从植入形式上可分为部分以及全部植入性助听器。从工作方式上可分为电磁式以及压电式助听器。下面介绍目前市场上唯一既有美国也有欧洲 FDA 认可的中耳植入性助听器——振动声桥。

振动声桥是一种部分植入性助听器,主要用于中度到重度感音性聋的患者,也可用于传导性聋。最好的适应证是全频听力下降,高频比低频重。其有效的上限可达 80～85 dB。特别适用于 1 kHz 听阈相对较低的患者以及高频下降为主的患者。随着研究的深入,振动声桥的适应证不断扩展,可用于手术疗效欠佳的耳硬化症和慢性化脓性中耳炎(含中耳胆脂瘤)以及先天性外耳道闭锁等传导性聋。漂浮质量传感器(floating mass transducer,FMT)既可以固定在听骨链上,也可以固定在圆窗。振动声桥的适应证:①中重度感应神经性聋。②患者对助听器不满意或无法佩戴助听器。③传导性聋和混合性聋。④鼓室压图正常。⑤中耳解剖正常。⑥65 dB 语言识别率＞50％。

四、耳蜗植入

(一)人工耳蜗基本部件及工作原理

人工耳蜗实质上是一种特殊的声-电转换电子装置,其工作原理是:将环境中的机械声信号转换为电信号,并将该电信号通过电极传入患者耳蜗,刺激病耳残存的听神经而使患者产生听觉。目前,世界上人工耳蜗的种类很多,但其基本组成部分相同,部件由以下 4 部分组成。

(1)拾音器。

(2)言语信号处理器。

(3)传递-接收/刺激器。

(4)电极。

(二)人工耳蜗植入患者的选择

(1)患者年龄：1岁以上的儿童都可作为人工耳蜗植入的候选人。

(2)听力损失程度：双耳听力损失≥90 dB(HL)，助听器无效或帮助不大。

(3)耳蜗的发育和骨化情况。

(4)患者耳聋的性质：语前聋以及部分先天性聋也列为人工耳蜗植入的适应证。但须评估听神经及听觉通路的完整性。

(5)患者全身健康状态可耐受手术、精神与智力正常、有要求和耐心能完成术后的康复训练，也是选择患者的基本要求之一。

(三)人工耳蜗言语处理器的调试编程

人工耳蜗植入术后，人工耳蜗装置的言语处理器需进行调试编程。

(四)人工耳蜗植入患者的听觉言语康复

听觉言语康复训练有两个目的：一是重建或增进人工耳蜗植入患者的听觉能力；二是重建或改善患者的言语能力。

五、耳聋的分子遗传学研究简介

由遗传物质改变(基因突变或染色体畸变)所致的耳聋是最常见的遗传病之一，聋病患者中，约有50%与遗传因素有关，儿童期所占比例更大，平均每1000个新生儿中就有1名先天性耳聋患者。

(一)遗传性聋的基本概念

1.非综合征型耳聋

临床上仅表现为听觉系统异常，不伴有其他器官和系统的病变。

(1)常染色体显性遗传。

(2)常染色体隐性遗传。

(3)性染色体遗传。

(4)母系遗传。

2.综合征型耳聋

耳聋患者伴有其他器官或系统的异常，如：皮肤异常角化、色素异常缺失或过度沉着；眼睛视网膜的色素沉着、高度近视、斜视、夜盲等；发育畸形，如颅面部畸形、脊柱四肢、手指、足趾的异常;患者或其家族中有人表现心脏的异常、泌尿系统的异常或甲状腺的异常肿大等。临床上较为常见的常染色体显性遗传综合征型耳聋有 Mondini 畸形(骨及膜迷路的各种畸形)、Waardenburg 综合征和 Treacher-Collins 综合征等。较常见的常染色隐性遗传综合征型耳聋包括 Usher 综合征(耳聋视网膜色素变性综合征)、Pendred 综合征(先天性甲状腺肿-耳聋综合征)和 Jervel and Lange-Nielsen 综合征(耳聋、心电图 Q-T 间期延长综合征)等。

(二)遗传性聋研究方法及现状

耳聋的分子遗传学研究始于遗传性耳聋家系资料系统的病史收集。全部家系成员应填写详细的问卷式调查表,进行详细的全身检查和专科检查,含听力和前庭功能评估、影像学检查(颞骨 CT、颅脑 MRI)。抽取 DNA,进行基因筛查、定位克隆。目前,克隆耳聋基因的方法涉及耳聋家系连锁分析、候选基因筛查及动物模型的选择等方法。连锁分析是目前进行遗传性聋致病基因的定位和克隆的常用方法。动物模型可以控制暴露因素,容易获得大量有用信息的后代,常用的动物模型有聋鼠模型和斑马鱼模型等。

目前已有 130 个非综合征性耳聋基因位点定位在除 20 号染色体外的 21 对常染色体和 X 及 Y 性染色体上,其中常染色体显性遗传性聋 54 个,常染色体隐性遗传性聋 67 个,X-连锁遗传性聋 8 个,Y-连锁遗传性聋 1 个。目前发现的遗传性聋致病基因近百个,属于功能各异的基因家族,包括转录因子、细胞外分子、细胞支架成分、离子通道等。大量散在的听力减退基因位点和不同的耳聋基因反映了耳聋遗传的异质性和各基因间作用的复杂性。

(三)聋病分子遗传学研究的成果应用及展望

耳聋基因诊断的临床应用可以为部分耳聋患者揭示其发病原因,清楚地描述整个耳聋家族各成员致病基因携带状况,为临床咨询和产前诊断防止聋儿再出生提供准确的诊断依据。近几年遗传性聋分子遗传学取得迅速发展,但是耳聋人群的遗传学研究仍然相对匮乏。一方面,仍有大量的耳聋基因未被发现和克隆,多数耳聋致病基因的机制仍未阐明;另一方面,由于检测技术的局限,目前的研究成果无法最大限度地应用到临床检测中。

第六节　弥漫性外耳道炎

弥漫性外耳道炎是外耳道皮肤和皮下组织广泛的急性炎性疾病。可分为急性、慢性两类。

一、临床表现

(一)急性外耳道炎

(1)外耳道皮肤弥漫性肿胀,剧烈疼痛,有浆液或脓液渗出及上皮脱落,重者可引起耳道狭窄或闭锁。

(2)可伴发热,耳周淋巴结肿大。

(3)牵拉耳郭时疼痛加剧。

(二)慢性外耳道炎

(1)耳内不适及瘙痒感。

(2)耳道皮肤呈暗红色肿胀、湿润、增厚,附着鳞屑状痂皮。鼓膜可增厚,标志不清,表面可有少量肉芽组织形成影响听力。

二、诊断要点

(一)急性弥漫性外耳道炎

(1)发病急,外耳道灼热、发痒、疼痛、流少量分泌物,严重者出现全身不适。

(2)检查外耳道皮肤弥漫性充血、肿胀,表皮糜烂。先为稀薄分泌物,继而变为稀脓性或脓性分泌物。可有外耳道狭窄或闭锁,耳鸣及听力下降。严重者耳周淋巴结肿大、压痛。

(二)慢性弥漫性外耳道炎

(1)病程长,多有耳痒、少量稀脓、听力轻度减退。

(2)检查:外耳道皮肤充血或增厚,或覆有痂皮,痂皮下有少许脓液或碎屑,有时揭去痂皮会出血;鼓膜可混浊、增厚、标志不清。

(三)坏死性外耳道炎

(1)多为老人和糖尿病患者,致病菌为铜绿假单胞菌。

(2)广泛的进行性坏死,外耳道骨髓炎,甚至颞骨和颅骨骨髓炎,可并发面神经麻痹等多发性神经麻痹。

（3）严重者出现颞下窝感染、脑膜炎、脑脓肿、脑软化而死亡。

三、治疗原则

外耳道炎的处理原则为控制感染，清洁局部，去除痂皮，促使干燥。

（一）急性弥漫性外耳道炎

（1）全身应用抗生素以控制感染。耳痛剧烈者可服用镇痛剂。

（2）局部治疗可用 5%～8% 醋酸铝小纱条敷塞外耳道，每隔 3～4 小时自行滴入上述药液，每天更换纱条。或用 2%～5% 硝酸银液涂布；或用四环素可的松软膏、红霉素软膏、皮炎平软膏、莫匹罗星软膏等涂敷局部。

（二）慢性弥漫性外耳道炎

（1）病因治疗。

（2）清除外耳道分泌物及脱落上皮，保持外耳道干燥。

（3）局部涂以抗生素及激素软膏。

（三）坏死性外耳道炎

（1）病因治疗。

（2）彻底清除局部病灶。

（3）全身抗感染治疗，早期、大剂量、足疗程、联合使用敏感抗生素。

（4）全身支持疗法。加强营养，治疗贫血和营养不良，增强抵抗力。

第七节　耳先天性疾病

一、先天性耳前瘘管

先天性耳前瘘管是一种最常见的先天耳畸形。为胚胎时期形成耳郭的第1、第 2 鳃弓的 6 个小丘样结节融合不良或第 1 鳃沟封闭不全所致。

（一）临床表现

瘘管多为单侧性，也可为双侧。耳前瘘管瘘口多位于耳轮脚前，另一端为盲管。深浅、长短不一，常深入耳郭软骨内，可呈分支状。管腔壁为复层扁平上皮，具有毛囊、汗腺、皮脂腺等,挤压时有少量白色黏稠性或干酪样分泌物从管口溢出。平时无症状,继发感染时出现局部红肿、疼痛或化脓。反复感染可形成囊肿或脓肿,破溃后则形成脓瘘或瘢痕。

(二)治疗

无感染史者,可暂不做处理。在急性感染时,全身应用抗生素,对已形成脓肿者,应先切开引流,待感染控制后行手术切除。有条件者在手术显微镜下行瘘管切除术。术前注少许亚甲蓝液于瘘管内,并以探针为引导,将瘘管及其分支彻底切除,必要时可切除瘘管穿过部分的耳郭软骨,术毕稍加压包扎,防止形成空腔。

二、先天性外耳及中耳畸形

先天性外耳及中耳畸形常同时发生,前者系第1、第2鳃弓发育不良以及第1鳃沟发育障碍所致。后者伴有第1咽囊发育不全,可导致鼓室内结构、咽鼓管甚至乳突发育畸形等。临床上习惯统称为"先天性小耳畸形"。

(一)临床表现

一般按畸形发生的部位和程度分为3级。

第1级:耳郭小而畸形,各部尚可分辨;外耳道狭窄或部分闭锁,鼓膜存在,听力基本正常。

第2级:耳郭呈条索状突起,相当于耳轮或仅有耳垂。外耳道闭锁,鼓膜及锤骨柄未发育。锤、砧骨融合者占半数,镫骨存在或未发育,呈传导性聋。此型为临床常见类型,约为第1级的2倍。

第3级:耳郭残缺,仅有零星而不规则的突起;外耳道闭锁,听骨链畸形,伴有内耳功能障碍,表现为混合性聋或感音神经性聋。发病率最低,约占2%。

第2、第3级畸形伴有颌面发育不全,表现为眼、颧、上颌、下颌、口、鼻等畸形,伴小耳、外耳道闭锁及听骨畸形,称下颌面骨发育不全。

(二)诊断及治疗

根据出生后即有的耳畸形可做出初步诊断。要确定畸形程度应作听力检查,了解耳聋性质,若为传导性聋,属手术适应证。颞骨薄层CT扫描或螺旋CT扫描可了解乳突气化、中耳腔隙、听骨畸形及外耳道闭锁等情况,为畸形分级及手术治疗提供依据。

手术时机:单耳畸形而另耳听力正常者,手术可延至成年时进行。单侧外耳道闭锁伴有感染性瘘管或胆脂瘤者,可视具体情况提前考虑手术。双耳畸形伴中度以上传导性耳聋者应及早对畸形较轻的耳进行手术(一般在 2 岁以后),以提高听力,促使患儿言语、智力的发育。耳郭畸形一般主张待成年后行耳郭成形术或重建术。

第 1 级畸形者如无听力障碍则不需治疗,有传导性聋者可从耳内切口做外耳道、鼓室成形术。对第2级畸形者,通常从鼓窦入路,行外耳道、鼓膜及听骨链成形术,以提高听力,术中注意避免损伤面神经。形成的"外耳道"术腔周径应能容纳术者示指,"外耳道"用中厚或全厚皮片植皮,防止术后外耳道形成瘢痕狭窄。第 3 级畸形由于内耳功能受损,手术治疗难以恢复听力,如对侧耳听力大致正常可在 6 岁后用植入式骨导助听器(BAHA)。

三、先天性内耳畸形

先天性内耳畸形的疾病种类繁多,诊断比较困难。随着高分辨 CT 和磁共振成像(MRI)的应用,目前诊断率不断提高。现将临床最常见的内耳畸形介绍如下。

(一)大前庭水管综合征

大前庭水管综合征(large vestibular aqueduct syndrome,LVAS)也称先天性前庭水管扩大。过去对本病的诊断率较低,近年来,由于高分辨 CT 的应用以及基因诊断技术使本病实现早期诊断,其诊断率得到不断提高。

1.病因

常染色体隐性遗传病,家庭中多为单个病例发病,目前已确定与 PDS 基因组突变和 SLC26A4 基因遗传有关。

2.临床表现

患者一般在 2 岁左右开始发病。主要表现为听力波动性下降,个别患者会表现为突发性耳聋,也有患者表现为发作性眩晕伴波动性听力下降,类似梅尼埃病。患者的听力逐步下降可致全聋。

3.诊断

主要依据高分辨CT确诊。在颞骨轴位 CT 上测量前庭水管中段最大前后直径超过1.5 mm、前庭水管外口宽度>2.5 mm 时应考虑本病,结合临床表现可做出诊断(见图 4-1)。在孕期 3 个月后抽取羊水对绒毛膜细胞进行染色体分析,检测 PDS 基因突变可预测本病。

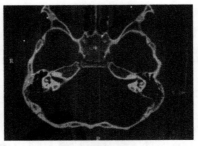

图 4-1　大前庭水管综合征 CT 轴位片

4.治疗

目前尚无有效的治疗方法。听力下降的早期可试用 20％甘露醇静脉快速滴注,也有报道高压氧治疗暂时有效。有残余听力的患者可佩戴助听器,极重度聋者可行人工耳蜗植入术。

(二)先天性耳蜗畸形

先天性耳蜗畸形又称 Mondini 内耳发育不全(Mondini defect),是最常见的一种内耳畸形。

1.病因

该病可为常染色体显性或隐性遗传疾病,也可为非遗传性因素,如风疹病毒感染、过多的放射线暴露以及反应停类药物等因素引起本病。

2.临床表现

先天性耳蜗畸形包括耳蜗扁平、耳蜗发育不良,特别是第 2 圈和顶圈发育不良,两者合并为一个腔;前庭扩大,巨大的前庭水管以及半规管畸形、内耳道扩大等症。在具体病例不一定以上所有的畸形同时出现,可仅出现其中一种或几种畸形。临床表现为出生即无听力,或 1～2 岁时才出现听力减退,部分患者可长期保留部分残余听力。耳聋性质主要为感音神经性聋,部分患者可表现为混合性聋,个别患者可有眩晕发作。

3.诊断

主要根据听力学表现和影像学检查。通过高分辨 CT 可以看到骨迷路畸形。内耳的 MRI 可显示膜迷路内水充盈图像,清晰地显示扁平耳蜗、耳蜗第 2 圈与顶圈间隔缺损以及半规管、前庭的畸形。近年应用于临床的内耳 MRI 三维成像技术能从不同角度观察膜迷路形态。

4.治疗

目前尚无有效的治疗方法。如有残余听力,可佩戴助听器后进行语言康复。

无残余听力或极重度聋的一部分患者可经详细评估后进行人工耳蜗植入。

米歇尔聋属常染色体显性遗传,是内耳发育畸形的最严重的疾病,内耳可完全未发育(耳蜗缺如),严重的病例颞骨岩部亦发育不全,可伴有其他器官的畸形和智力障碍。诊断主要依据颞骨 CT 和内耳 MRI。治疗上目前无特殊办法,此种病例不适合行人工耳蜗植入术,有报道可试行听觉脑干植入术,但其效果有待进一步证实。

沙伊贝聋为常染色体隐性遗传,是最轻的内耳畸形。骨迷路发育良好,膜迷路的椭圆囊和半规管发育正常,畸形限于蜗管和球囊,故也称为耳蜗球囊型畸形。主要病理改变为耳蜗螺旋器发育不良,盖膜蜷缩,基底膜上仅由一堆未分化的细胞构成的小丘状隆起。血管纹出现发育不全和细胞增生的交替区。球囊壁扁平,感觉上皮发育不全等。诊断主要根据先天性耳聋和 MRI 检查。对此种患者可选择性地行人工耳蜗植入术。

第五章 鼻部疾病

第一节 鼻 息 肉

一、定义

发生于鼻腔内的赘生物,由高度水肿的鼻黏膜构成。

二、病因

(一)变态反应

组织胺、白细胞三烯等介质释放,致鼻黏膜小血管通透性增高,血浆渗出增加,鼻黏膜高度水肿逐渐下垂,形成息肉。

(二)慢性炎症

因为长期炎症刺激,使鼻黏膜内发生血栓性静脉炎及淋巴回流障碍,鼻黏膜发生水肿而逐渐形成息肉。绝大多数鼻息肉与鼻腔和鼻窦病变伴发。

鼻息肉分为水肿型(黏液型)、血管型(出血型)、纤维型和囊肿型等。

三、诊断

(一)症状

单侧或双侧进行性鼻塞,持续加重;如果合并鼻窦炎鼻涕增多;嗅觉减退或消失;部分人可出现头部闷痛。

(二)体征

局部鼻腔内可以表现为一个或多个表面光滑、呈灰色或淡红色如荔枝肉状、半透明肿物,触之柔软、无痛,可移动,一般不易出血。

长期积蓄的息肉可以造成外鼻畸形,鼻梁变宽而膨大形成"蛙鼻"。

（三）依靠症状和体征

依靠症状和体征基本可以明确诊断。其中有两种息肉较为特殊，可以单独诊断。

（1）上颌窦后鼻孔息肉：多见于青少年，多见单侧鼻腔单发灰白色、光滑带蒂新生物自中鼻道上颌窦口（多为副孔）垂出向后伸展至后鼻孔。

（2）鼻中隔出血性息肉：多见于青年人，肿物位于中隔，暗红色、单发且体积不大，触之易出血。常由胚胎过程中造血细胞残留所致。

四、鉴别诊断

（一）内翻性乳头状瘤

单侧发病，常有鼻出血或血涕，肿瘤呈红色或灰红色，表面不光滑乳头状。触之易出血，最终需病理确诊。

（二）鼻内恶性肿瘤

中年以上发病，多于单侧鼻腔发生，肿物呈暗红色，触之易出血，表面不光滑，附有坏死物，鼻气息臭味明显。

（三）鼻内脑膜脑膨出

多见婴幼儿，病史长，进展慢，肿物多自鼻顶垂下，表面光滑，呈粉红色，触之软，有些患儿表现为眼距增宽，哭闹时鼻根可轻度隆起。

（四）颅内肿物突入鼻腔

脊索瘤、神经母细胞瘤、脑垂体瘤等，症状和体征均无特异性，但影像可以辅助做出诊断。

五、治疗

手术切除：由于绝大多数息肉源于鼻窦炎症，因此鼻窦开放应为根治方法之一，术后辅以抗组织胺及肾上腺皮质激素类药物以防复发。

六、出院指导

（1）鼻内镜手术只是治疗的一部分，术后仍要定期复查。

（2）术后坚持按正确的方法冲洗鼻腔并应用糖皮质激素类药物以防复发。

（3）避免接触变应原。

第二节 鼻　疖

鼻疖是鼻前庭皮肤毛囊、皮脂腺或汗腺的局限性化脓性炎症。

一、致病因素

挖鼻、拔鼻毛或外伤损伤鼻前庭皮肤继发感染均可导致鼻疖。此外,鼻疖还可以继发于慢性鼻前庭炎或糖尿病患者。

二、临床特点及诊断要点

局部触痛、灼热、红肿,可伴有全身不适和发热。病情可逐渐加重。病侧鼻前庭内隆起,周围浸润发硬、发红。疖肿成熟后顶部可见脓点,破溃可流出脓液。严重者可引起海绵窦血栓性静脉炎和颅内感染。

三、治疗

(一)去除病因、抗炎

严禁挤压,疖肿未成熟时严禁切开,预防并发症。

(二)全身治疗

使用抗生素、镇痛、中药等治疗。局部使用物理照射,消炎止痛,疖肿成熟后可给予辅助引流。如并发海绵窦血栓性静脉炎时需及时住院治疗。

四、临床转归

面部危险三角区通常指的是鼻根部中点至唇角基点的连线所构成的三角形区域(包括鼻、眼和面唇的一部分)。若挤压该区的疖肿、青春痘等感染性病灶,细菌可沿皮下面静脉、眼静脉至颅内海绵窦,引发海绵窦血栓性静脉炎、化脓性脑膜炎等病症。

第三节 鼻前庭囊肿

一、概述

鼻前庭囊肿又称鼻牙槽突囊肿,位于鼻前庭底部皮下,梨状孔的前外方,上颌骨牙槽突浅面软组织内一种囊性肿块。好发于30～50岁女性,多为单侧发病,有文献报道双侧发病约10%。

二、病理

囊壁坚韧而有弹性,由结缔组织构成,伴有感染时则有炎性细胞浸润。囊肿内膜视压力大小而具有不同类型的上皮,包括柱状上皮、立方上皮、扁平上皮,含有丰富的杯状细胞。囊内容物可为纯黏液或血清样液体,琥珀色,透明或混浊如蜂蜜状,大多不含胆固醇结晶,有感染后则呈脓性。

三、临床表现

囊肿生长缓慢,初期多无症状,逐渐感觉一侧鼻翼根部隆起、鼻塞、胀满感,合并感染时可有局部红、痛。

四、影像学表现

(一)CT表现

多为囊性密度,边缘清楚,一般呈类圆形,密度可较一般囊肿高,增强后不强化。早期一般无骨质改变,逐渐长大可压迫上颌牙槽突而出现压迹。继发感染时病灶边界模糊不清。

(二)MRI表现

信号多变,T_1WI多呈低信号,T_2WI呈高信号,内容物不强化;伴发感染时,囊肿可强化。

五、推荐影像学检查方案

CT检查可明确病变发生的部位、范围及邻近骨质受压情况,是鼻前庭囊肿的首选方法。MRI检查能明确病变的信号特点,可帮助进行鉴别诊断。

六、诊断及鉴别诊断

(一)诊断要点

多见于女性;鼻前庭类圆形肿块;边界清楚;增强后内容物不强化;压迫上颌牙槽突而出现压迹。

(二)鉴别诊断

(1)球状上颌囊肿:发生于上颌侧切牙和尖牙的牙根间,并可见两牙被推压移位,多呈倒置梨形或泪滴形。

(2)鼻腭囊肿:表现为切牙管局限或弥漫性扩大,呈卵圆形或心形。

(3)鼻前庭区肿瘤:鼻前庭区呈不均匀或均匀增强的实质性肿块。

七、诊断精要

鼻前庭区类圆形不强化囊性病变,要考虑鼻前庭囊肿。

八、治疗

局麻下行囊肿顶盖切除术为有效治疗方法。应尽可能切宽囊壁顶部,并将油纱条填塞鼻前庭。

九、临床转归

鼻前庭囊肿可出现反复感染;手术切除囊肿后也可能出现复发。

第四节　急性化脓性鼻窦炎

急性化脓性鼻窦炎是耳鼻喉科常见病、多发病。病变主要是鼻窦内黏膜化脓性炎变,重者可累及骨壁或引起邻近器官的感染等并发症。上颌窦最易罹患,次为筛窦、额窦,而蝶窦少见。上呼吸道感染中有 $0.5\%\sim5\%$ 可并发鼻窦炎,儿童尤其如此。儿童每年感冒 $3\sim5$ 次,因而发生急性鼻窦炎可能性更大。发病率高,估计在总人口中发病率,幼儿为 $20\%\sim30\%$,成人为 5% 左右。虽然发病率高,如能及时、恰当治疗常可痊愈。否则转为慢性经久不愈。

一、病因

（一）感染途径及来源

（1）鼻腔病变：鼻窦黏膜经其较小的天然开口与鼻腔黏膜连续，故鼻腔黏膜急、慢性炎症可直接蔓延入鼻窦引起炎症，是引起感染的主要来源。急、慢性鼻炎，急性上呼吸道感染，妨碍鼻窦引流的鼻腔病变（变态反应水肿、中鼻岬充血肿、鼻息肉、肿瘤等）以及污物直接经鼻腔进入鼻窦（游泳、跳水等）均可致鼻窦炎。

（2）鼻窦邻近病变或病灶：扁桃体炎、增殖腺炎（儿童尤其有关）较多见。齿源性上颌窦炎是由上颌牙齿根尖感染所致。

（二）易患因素

体质较弱，免疫力尚未健全，尤其儿童 IgA 尚未达成人水平，鼻部炎症易扩散而易患鼻窦炎。国内外有较多学者调查证实，鼻腔存在变态反应与鼻窦炎的发生关系密切。鼻有变态反应者鼻窦炎发生率，成人为 57%，儿童为 64%。变态反应是儿童鼻窦炎发生的一个重要因素。鼻窦外伤所致炎症较少。

（三）致病菌

致病菌以化脓性球菌为多见，国内外的报道，肺炎链球菌占 30%～44%，流感嗜血杆菌占 20%～35%，葡萄球菌、链球菌较少。再次为其他菌或厌氧菌混合感染。其中，有 20%～52% 是耐药菌。

二、临床表现

（一）鼻阻塞

鼻阻塞较重、多呈持续性。由鼻腔黏膜极度充血肿胀和分泌物停留所致。滴用血管收缩剂可暂时缓解。

（二）鼻溢液

鼻溢液多为黏液脓性或脓性。有腥臭味者多见于齿源性或厌氧菌感染。上颌窦炎脓涕较多，少数可带血性、黄褐色鼻涕。

（三）局部疼痛

所有鼻窦炎均可引起头痛。额窦和上颌窦距面部较浅，可引起窦区表面痛和叩、压痛。筛、蝶窦多致头深部痛（如眶后、枕部）。上颌窦炎还可致上颌牙痛。

（四）头痛

引起头痛的原因是窦内或窦口黏膜肿胀、分泌物潴留和细菌毒素所致。当头前倾、身体突然站立震动和咳嗽时，头痛加重。成人较儿童重。各个鼻窦炎头痛特点如下。

（1）上颌窦：头痛位于前额，晨起轻，午后重。齿源性者牙痛厉害，可反射到同侧三叉神经第 2 支分布区（颞前、眼角、至耳上沿的半头部）。

（2）额窦：头痛较典型，位于前额、眼眶内上处。常为持续性剧痛、钝痛。头痛有明显规律性，晨起开始，逐渐加剧，到上午 10 时尤明显，中午最重，午后 3～4 时逐渐缓解。第 2 天又出现，可持续一周或更长的时间。

（3）筛窦：为持续性头痛、无一定时间性。头痛程度较轻，局限于内眦、鼻根，也可放射到头顶。动眼时头痛加重。

（4）蝶窦：头痛可轻、可重，位于头顶、颈部、头中心或眼后深处。压疼痛区时头痛不加重。

（五）全身症状

可有全身不适、畏寒、发热，儿童热度较高。常见于上颌窦炎及额窦炎。

三、治疗

治疗原则是去除病因，控制感染，保证引流和预防并发症。

（一）消炎抗菌

过去常用青霉素治疗，由于耐药菌的出现，在城市一般用青霉素效果差。故用药可参考前述致病菌检出率选用药物。针对肺炎链球菌、流感嗜血杆菌为主选用药物。可用红霉素、克拉霉素、阿奇霉素等治疗。近年国内外应用头孢一代或二代治疗取得满意疗效。头孢克洛，250 mg，每天 3 次[儿童 20 mg/（kg·d）]，分次给药，重症可加倍。头孢丙烯每天 500 mg；或头孢妥仑匹酯，每次 200 mg，每天 2 次。这类药物的细菌敏感性高、清除率也高，均在 95％以上。但用药应彻底，可用 7～14 天。有报道用头孢布烯治疗儿童鼻窦炎，9 mg/（kg·d）治疗；结果显示，用药 7 天、14 天、20 天，其疗效分别为 92％、92％及 100％。可见恰当疗程的重要性。二代喹诺酮药物如左氧氟沙星（可乐必妥等）效果也较为满意。

（二）鼻窦引流

局部用药也很重要，所选用药物参见鼻部常用药物。鼻喷雾或滴用血管收缩剂减轻充血，若在有效抗生素治疗下局部应用肾上腺皮质激素，如丙酸倍氯米松、布地奈德、氟替卡松、曲安奈德等使水肿消除更有利于鼻窦引流,常可很快控制炎症。

(三)对症治疗

头痛较重时可给解热止痛药。中药成品药既能减轻症状,又能消炎抗菌。

第五节　萎缩性鼻炎

萎缩性鼻炎是一种发展缓慢的鼻腔慢性炎性疾病,又称臭鼻症、慢性臭性鼻炎、硬化性鼻炎。其主要表现是鼻腔黏膜、骨膜、鼻甲骨(以下鼻甲骨为主)萎缩。鼻腔异常宽大,鼻腔内有大量的黄绿色脓性分泌物积存,形成脓性痂皮,常有臭味,发生恶臭者,称为臭鼻症,患者有明显的嗅觉障碍。鼻腔的萎缩性病变可以发展到鼻咽、口咽、喉腔等处。提示本病可能是全身性疾病的局部表现。

一、病因

萎缩性鼻炎分为原发性萎缩性鼻炎和继发性萎缩性鼻炎两大类。

(一)原发性萎缩性鼻炎

可以发生于幼年,多因全身因素如营养不良、维生素缺乏、内分泌功能紊乱、遗传因素、免疫功能紊乱、细菌感染、神经功能障碍等因素所致。

(二)继发性萎缩性鼻炎

多由外界高浓度工业粉尘、有害气体的长期刺激,鼻腔鼻窦慢性脓性分泌物的刺激,或慢性过度增生性炎症的继发病变,鼻部特殊性的感染,鼻中隔的过度偏曲,鼻腔手术时过多损坏鼻腔组织等所致。

本病最早由 Frankel 于 1876 年所描述,是一种常见的耳鼻咽喉科疾病,占专科门诊的0.7%~3.99%。我国贵州、云南地区多见,其原因不详。有报道可能与一氧化硫的刺激有关,还有报道可能与从事某些工种的职业有关。杨树梦曾报道灰尘较多的机械厂的调查发现,鼻炎 118 人中萎缩性鼻炎 35 人,占患者数的30%。国外报道本病女性多于男性,多发病于青年期,健康状况和生活条件差者易患此病。据报道我国两性的发病率无明显差别,以 20~30 岁为多。在西方,本病发病率已明显降低,但是在许多经济不够发达的国家和地区,发病率仍较高。

二、病理

疾病发生的早期,鼻腔黏膜仅呈慢性炎症改变,逐渐发展为萎缩性改变,假复层柱状纤毛上皮转化为无纤毛的复层鳞状上皮,腺体萎缩,分泌减少。由于上皮细胞的纤毛丧失,分泌物停滞于鼻腔,结成脓痂。病变继续发展,黏膜以及骨部的血管因为发生闭塞性动脉内膜炎与海绵状静脉丛炎,血管的平滑肌萎缩,血管壁纤维组织增生肥厚,管腔缩窄或闭塞。血液循环不良,导致腺体和神经发生纤维性改变,黏膜下组织变为结缔组织,最后发生萎缩以及退化现象。骨和骨膜也发生纤维组织增生和骨质吸收,鼻甲缩小,鼻腔极度扩大,但是鼻窦常常因为骨壁增殖硬化性改变,反而使窦腔缩小。

三、临床表现

(一)鼻及鼻咽干燥感

在吸入冷空气时,症状更加明显,而且还有寒冷感。

(二)鼻塞

鼻塞与鼻内脓痂堆滞堵塞有关;没有脓痂,则与神经感觉迟钝有关,有空气通过而不能感觉到。

(三)头痛

头痛部位常常在前额、颞侧或枕部,或头昏,多因为大量冷空气的刺激反射造成,或者伴发鼻窦炎之故。

(四)鼻内痛或鼻出血

鼻内痛或鼻出血多因鼻黏膜干燥破裂所致。

(五)嗅觉减退或者丧失

嗅觉减退或者丧失是因为含气味的气味分子不能到达嗅区或者嗅区黏膜萎缩所致。

(六)呼气恶臭

呼气恶臭是因为臭鼻杆菌在鼻腔脓痂下繁殖生长,脓痂内的蛋白质腐败分解,而产生恶臭气味。也有人认为是因为炎性细胞以及腺细胞脂肪发生变性,脂肪转变为脂酸,易于干燥,乃产生臭味。妇女月经期臭味加重,绝经期则开始好转,但鼻腔黏膜没有好转。

(七)其他

鼻腔黏膜萎缩涉及鼻咽部,可能影响咽鼓管咽口,发生耳鸣和耳聋。涉及咽喉部则发生咽喉部干燥、刺激性咳嗽、声音嘶哑等症状。

四、诊断与鉴别诊断

根据患者的症状、体征,结合临床检查所见。主要根据鼻黏膜萎缩、脓痂形成情况以及可能具有的特殊气味等特点,诊断不难。但是应该与鼻部特殊的传染病,例如结核、狼疮、硬结病,或者鼻石、晚期梅毒、麻风等病症相鉴别。

一少部分萎缩性鼻炎患者具有特殊的鼻部外形,如鼻梁宽而平,鼻尖上方轻度凹陷,鼻前孔扁圆,鼻翼掀起,如果儿童时期发病,可以影响鼻部的发育而成鞍鼻畸形。鼻腔内的检查,可以见到鼻腔宽敞,从鼻前孔可以直接看到鼻咽部。鼻甲缩小,有时下鼻甲几乎看不到或者不能辨认,如果因为慢性化脓性鼻窦炎而引起,则虽然下鼻甲看不到或不能辨认,但是中鼻甲却常常肿胀或肥大,甚至息肉样变。鼻腔黏膜常常覆盖一层灰绿色脓痂,可以闻及特殊恶臭。除去脓痂后下边常常有少许脓液,黏膜色红或苍白,干燥,或者糜烂,可有渗血。鼻咽部、咽部黏膜或有以上黏膜的改变,或有脓痂附着,严重者喉部也可以有此改变。轻症的萎缩性鼻炎,多只是在下鼻甲和中鼻甲的前端或嗅裂处可以见到少许痂皮,黏膜少许萎缩。

鼻腔的分泌物或者脓痂取出做细菌培养,可以检测到臭鼻杆菌、臭鼻球杆菌、类白喉杆菌或者白喉杆菌,但是后两者均无内毒素。

五、治疗

(一)药物治疗

药物治疗萎缩性鼻炎至今仍无明显进展,有学者对微量元素代谢紊乱是否为萎缩性鼻炎的病因进行了研究。文献报道测定 83 例上颌窦炎的血清铁含量,其中 47 例有萎缩性鼻炎,通过对照治疗,证实缺铁程度与鼻黏膜的萎缩程度成正比,故提出治疗时宜加用含铁制剂。但有学者测定患者发样中的铜、锰含量明显低于对照组,而锌、铁含量正常。因此,微量元素是否与萎缩性鼻炎的发病有关尚待探讨。有报道应用羧甲基纤维钠盐软膏治疗萎缩性鼻炎 17 例,获得了一定的效果。因羧甲基纤维钠盐具有生理惰性,对组织无刺激性,亲水,可与多种药物结合并能溶于鼻分泌物中或炎症渗液中,易为鼻黏膜吸收而迅速产生药效。

有学者报道应用滋鼻丸（生地黄、玄参、麦冬、百合各等份为丸）每次15 g,每天2次口服,同时加用鼻部蒸汽熏蒸,治疗数十例,效果满意。也有学者应用鱼腥草制剂滴鼻取得了一定的效果。还有学者用活血化瘀片（丹参、川芎、赤芍、红花、鸡血藤、郁金、山楂、黄芪、党参）治疗萎缩性鼻炎也取得了一定的效果。

Sinha采用胎盘组织液行中、下鼻甲注射60例,经2年的观察,临床治愈76.6%,改善11.6%,无效11.4%;经组织病理学证实,萎缩的黏膜上皮恢复正常,黏液腺及血管增加,细胞浸润及纤维化减少43.3%,形态改善45%,无变化11.7%。有学者报道采用复方丹参注射液4 mL行下鼻甲注射,隔天1次,10次为1个疗程,或用复方丹参注射液迎香穴封闭,疗法同上,同时合并应用小檗碱软膏涂鼻腔,73例中治愈40例,好转17倒,无效6倒,总有效率97%。也有学者报道,应用ATP下鼻甲封闭治疗萎缩性鼻炎122例,常用量10~20 mg,3天/次,10~20次为1个疗程,88.5%的患者症状改善,经6~18个月随访无复发。

(二)氦-氖激光照射治疗

有学者在给予维持量甲状腺素的同时,采用氦-氖激光鼻腔内照射治疗87例萎缩性鼻炎,激光照度10 mW/cm^2,每次照射3分钟,8~10次为1个疗程,7~8次后,60%的患者嗅觉改善,5~6次后鼻血流图波幅增大,波峰陡峭,流变指数增大,脑血流图检查血流量也明显改善。经治疗后全身情况改善,痂皮消失,鼻黏膜变湿润,59例嗅觉恢复。其作用机制是小剂量、低能量激光照射具有刺激整个机体及组织再生、抗炎和扩张血管的作用,改善了组织代谢的过程。

(三)手术治疗

1.鼻腔黏软骨膜下填塞术

Fanous和Shehata应用硅橡胶行鼻腔黏骨膜下填塞术,在上唇龈沟做切口,分别分离鼻底和鼻中隔的黏软骨膜,然后填入硅橡胶模条至鼻底或鼻中隔隆起,使鼻腔缩小,分别治疗10例和30例萎缩性鼻炎患者,前者70%症状明显改善,后者90%有效。硅橡胶作为缩窄鼻腔的植入物,优点是性能稳定,具有排水性、光滑软硬适度,容易造型,耐高压,无抗原性,不被组织吸收,不致癌,手术操作简单,疗效较好,根据病情可分别植入鼻中隔、鼻底、下鼻甲等处。部分病例有排斥现象,与填塞太多、张力过大、黏膜破裂有关。

Sinha应用丙烯酸酯在鼻中隔和鼻底黏骨膜下植入60例,切口同Fanous和Shehata的操作,36例近期愈合,14例好转,经2年的观察,由于植入物的脱出和鼻中隔穿孔,约80%的患者症状复原,20%脱出者症状长期缓解,可能与植入物的稳定性有关,经临床比较效果逊于硅橡胶。

不同学者分别报道应用同种异体骨或同种异体鼻中隔软骨行鼻腔黏骨膜下填塞治疗萎缩性鼻炎,效果良好,未发现有软骨或骨组织吸收、术腔重新扩大的情况,认为同种异体骨或软骨是比较好的植入材料,但术后必须防止感染,虞竟报道有 4 例因感染、切口裂开而失败。

有学者报道应用自体股前皮下脂肪植入鼻腔黏骨膜下 4 例,2 例有效,2 例无效,可能与脂肪较易吸收有关。还有报道应用自体髂骨、自体肋软骨、自体鼻中隔软骨等行腔黏骨膜下填塞,效果优于自体脂肪组织填塞,但均需另做切口,增加了损伤及患者的痛苦。

有学者采用碳纤维行下鼻甲、鼻中隔面黏骨膜下充填成形术,部分病例同时补以鼻旁软组织瓣或鼻中隔含血管的黏软骨膜瓣,总有效率达 90%,鼻黏膜由灰白色变为暗红色,干痂减少或消失,黏膜由干燥变为湿润。此手术方案可使下鼻甲、鼻中隔隆起,缩小鼻腔,并能改善局部血液循环,增加组织营养,促进腺体分泌,可从根本上达到治疗目的。

有学者报道应用羟基磷灰石微粒人工骨种植治疗萎缩性鼻炎 10 例,效果满意。羟基磷灰石是骨组织的重要成分,为致密不吸收的圆柱形微粒,其生物相容性良好,无排斥反应,可诱导新骨生成,与骨组织直接形成骨性结合,细胞毒性为 0 级,溶血指数为 1.38%,是一种发展前景较好的填充物。

2.鼻腔外侧壁内移术

鼻腔外侧壁内移术也称 Lautenslager 手术,早在 1917 年即已应用。这种手术有一定的疗效,能起到缩窄鼻腔的作用,但组织损伤多,患者反应大,有时内移之外侧壁又有复位。有学者为了解决这个问题,采用白合金片或有机玻璃片为固定物,克服了固定上的缺点,治疗 32 例患者,疗效满意,术后经 5~15 年随访,有效率达88.24%。此手术可使鼻腔外侧壁内移 5~8 mm,严重者虽可在鼻腔黏膜下加填塞物,但术前鼻腔宽度>9 mm 者,效果较差。上颌窦窦腔小、内壁面积小或缺损者不宜行此手术。术前的上颌窦影像学检查可预知手术效果,而且十分必要。

3.前鼻孔封闭术(Young 手术)

Young(1967 年)采用整形手术封闭一侧或两侧鼻孔,获得了优于鼻腔缩窄术的效果。手术方法为在鼻内孔处做环行切口,在鼻前庭做成皮瓣,然后缝合皮瓣封闭鼻孔,阻断鼻腔的气流。封闭 1 年以上再打开前鼻孔,可发现鼻腔干净,黏膜正常。封闭两侧前鼻孔时,患者需经口呼吸,有些患者不愿接受。有学者经过临床手术观察发现,<3 mm 的鼻前孔部分封闭,不仅可以保留患者经鼻呼吸的功能,而且长期效果不亚于全部封闭者,但如前鼻孔保留缝隙>3 mm,则成功率下降。

4.鼻前庭手术

Ghosh(1987)采用鼻前庭手术,系将呼吸气流导向鼻中隔,减少气流对鼻甲的直接冲击,有效率达到 92%。这种手术一期完成,不需再次手术,患者容易接受。

5.腮腺导管移植手术

腮腺导管移植手术系将腮腺导管移植于鼻腔或上颌窦内,唾液可使窦腔、鼻腔的萎缩黏膜上皮得以湿润,经过一段时间的随访观察,效果良好。手术方法几经改进,最后将腮腺导管开口处做成方形黏膜瓣,以延长导管长度,在上颌窦的前外壁造口后引入上颌窦腔。此手术方法的缺点是进食时鼻腔流液。且易发生腮腺炎。

6.中鼻甲游离移植手术

有学者报道治疗鼻炎、鼻窦炎、继发萎缩性鼻炎的病例,对有中鼻甲肥大而下鼻甲萎缩者,将中鼻甲予以切除,将切除的中鼻甲游离移植于纵向切开的下鼻甲内,使下鼻甲体积增大重新隆起,治疗 10 例患者,经 0.5～4 年的随访观察,患者症状消失或明显减轻,效果满意。

7.上颌窦黏膜游离移植术

日本学者曾报道对萎缩性鼻炎患者先行唇龈沟切口,将上颌窦前壁凿开,剥离上颌窦黏膜并形成游离块,然后将下鼻甲黏膜上皮刮除。将上颌窦游离黏膜块移植于下鼻甲表面。经过对患者的随访观察,大部分患者症状改善。

8.带蒂上颌窦骨膜-骨瓣移植术

有学者介绍应用上唇龈沟切口,在上颌窦前壁凿开一适宜的上颌窦前壁骨膜-骨瓣,将带骨膜蒂移植于预制好的鼻腔外侧壁黏膜下术腔。使鼻腔外侧壁隆起,以缩小鼻腔,但在分离鼻腔外侧壁黏膜时,应注意防止黏膜破裂。15 例手术后随访,13 例鼻腔外侧壁隆起无缩小,2 例缩小 1/4,干燥黏膜也趋于湿润,并渐恢复为假复层柱状纤毛上皮。

9.带蒂唇龈沟黏膜瓣下鼻甲成形术

有学者报道应用上唇龈沟黏膜瓣下鼻甲成形术治疗萎缩性鼻炎。先在上唇龈沟做带眶下动脉血管蒂的唇龈沟黏膜及黏膜下组织瓣,长 2～5 cm,宽 1 cm,黏膜瓣的大小要根据鼻腔萎缩的程度来定。因为蒂在上方,所以黏膜瓣为两个断端,内侧端稍短,外侧端稍长,蒂长约 2 cm,宽约 1 cm,蒂的内侧要紧靠梨状孔,在鼻阈处做成隧道,隧道内侧端在下鼻甲前端,然后在下鼻甲表面做约 2 cm 的纵向切口,稍做分离,使之成"V"形,将预制好的带蒂黏膜瓣穿经鼻阈处隧道,移植于做好的下鼻甲的"V"形创面上,使下鼻甲前端隆起,鼻腔缩小。这种手术方法,不仅缩小了鼻腔,还增加了鼻腔的血液循环,使鼻腔血流明显增加,萎缩黏膜营养增加,明显改善了临床症状,报道 20 例 33 侧,经过 4 年的随访观察,痊愈18 例,好转 2 例。从症状消失的时间来看,鼻干、头昏和头痛、咽干等症状术后最先减轻或消失。术后鼻塞暂时加重,约15 天后渐有缓解。术后鼻臭即有减轻,但完全消失需 1~3 个月痂皮消失时。黏膜渐变红润,潮湿,分泌物渐有增多。咽喉部萎缩情况恢复早于鼻腔。嗅觉减退者多数恢复较好,嗅觉丧失者多不能恢复。术前术后鼻血流图显示在术后短期无变化,6~12 个月复查鼻血流好转。术前术后鼻腔黏膜上皮变化显示,术后1~2 年鼻腔黏膜均不同程度恢复为假复层柱状纤毛上皮。

10.交感神经切断术

切断交感神经纤维或切除神经节以改善鼻腔黏膜血液循环。有人主张切断颈动脉外膜之交感神经纤维、切除蝶腭神经节,亦有提倡切除星状交感神经节者。这些手术操作复杂,效果亦不满意,故临床很少采用。

第六节 鼻中隔穿孔

鼻中隔穿孔系鼻中隔软骨部或骨部因外伤、感染、化学药物刺激或其他原因使之穿破,形成大小不等的穿孔,使两侧鼻腔相通,造成自觉有头疼、鼻塞、鼻出血、鼻腔干燥、呼吸时哨音等症状。也可为某些疾病的症状或后遗症,例如梅毒、麻风等特种感染的鼻部症状;鼻中隔肿瘤治愈后的后遗症;鼻腔后部的穿孔症状并不一定明显。中华人民共和国成立以来,由于性病的消灭和工业安全保护的改善,此种原因的病例已少见,虽近几年随着国际交流的增多,性病发病已呈上升趋势,但性病造成鼻中隔穿孔的病例尚未见有增多,不过临床医师仍应注意。不同原因造成的鼻中隔穿孔的部位和大小都有所不同。例如,梅毒性穿孔多破坏较大,侵犯软骨部和骨部,多为大穿孔,甚至鼻中隔全部损毁,重者可有鞍鼻畸形;结核性穿孔多发于软骨部,穿孔边缘黏膜增厚或有肉芽组织或呈潜行性溃疡;麻风性穿孔黏膜常呈萎缩样,鼻腔宽大,黏膜干燥,但无臭味,以上特种感染者均应注意全身症状。化学性穿孔例如铬酸刺激造成穿孔常发生于软骨部,伴有鼻黏膜肿胀、干燥、溃疡等变化;外伤性穿孔边缘多光滑,可有黏膜干燥,穿孔多位于软骨部,患者多有长期挖鼻习惯或有鼻中隔手术史,部分患者由于其他外伤,穿孔常不规则,并伴有其他外伤痕迹。

一、病因

各种原因形成的穿孔的部位、大小、形状等不同,一般有些病因往往先致鼻中隔一侧的黏膜溃疡,逐渐侵蚀软骨膜及其支架,继而累及对侧软组织,最后导致鼻中隔穿孔。

(一)外伤

鼻面部是外伤常易累及的部位,严重的外伤或鼻中隔贯通伤后可以遗留鼻中隔穿孔,此类鼻中隔穿孔多和鼻腔的粘连、鼻中隔的移位、鼻窦的外伤、骨或软骨的缺损、软组织的缺损合并存在,形成复杂的形状不规则的鼻中隔穿孔和其他鼻腔鼻窦的后遗症,常合并鼻中隔的异位或与鼻腔外侧壁的粘连。

(二)手术

在鼻中隔偏曲的手术矫正中,若不慎撕裂鼻中隔两侧相对应部位的黏骨膜或黏软骨膜,手术后就形成了鼻中隔穿孔,单侧的黏膜的撕裂不会形成鼻中隔的穿孔。鼻中隔手术中一定要注意保护好黏骨膜或黏软骨膜,在一侧黏膜撕裂或必须切开时,此时一定要保护好对侧的黏软骨膜或黏骨膜,必要时保留软骨,才能防止鼻中隔穿孔。此种穿孔多在鼻中隔的软骨部。

(三)挖鼻

挖鼻是许多人的一个很不卫生的习惯,因挖鼻形成习惯,反复地刺激鼻中隔黏膜,致使鼻中隔黏膜遭到损伤,形成炎症反应,久而久之鼻中隔黏膜形成溃疡;刺激如不能及时消除,反复的刺激使溃疡日益加深,双侧黏膜对应的较重溃疡,使之鼻中隔软骨失去了营养和血液供应,就可以形成鼻中隔软骨部的穿孔,此种穿孔比较小。

(四)理化因素

某些厂矿企业如电镀厂、水泥厂、玻璃厂、炼油厂、炼铝厂、磷酸石选矿厂、蓄电池厂等在生产、制造或加工过程中所产生的有害性气体或粉尘如硫酸、氟氢酸、铬酸、硝酸、铜钒、砷、汞等被吸入鼻腔,腐蚀黏膜,久之即出现鼻中隔黏膜的溃疡,而最终导致鼻中隔穿孔。临床上治疗鼻中隔李特尔区病变时,常反复应用硝酸银、三氯醋酸、电灼或 CO_2 激光治疗,也可导致鼻中隔穿孔,还有报道行鼻腔镭锭治疗后致使鼻中隔穿孔者。此类鼻中隔穿孔的部位一般都在鼻中隔软骨部。

(五)感染

普通感染或特殊感染均可导致鼻中隔穿孔。普通感染主要有鼻中隔脓肿,特殊感染如梅毒、结核、狼疮、麻风等特殊传染病。急性传染病如白喉、猩红热、伤寒等均可能导致鼻中隔穿孔。普通的感染一般鼻中隔穿孔多在软骨部,而且均为中、小穿孔。特殊感染所致的鼻中隔穿孔可以软骨部和骨部同时存在,而且穿孔比较大。

(六)肿瘤及恶性肉芽肿

原发于鼻中隔的某些肿瘤累及鼻中隔深层时,可直接造成鼻中隔穿孔。或经手术切除后未当即修复而遗留永久性鼻中隔穿孔。鼻腔巨大肿瘤压迫鼻中隔日久也可致鼻中隔穿孔。恶性肉芽肿多可直接形成鼻中隔穿孔。这一类鼻中隔穿孔多比较大,而且软骨部和骨部同时存在。

(七)其他

鼻腔异物或鼻石长期压迫可以导致鼻中隔穿孔。

二、鼻中隔穿孔对鼻腔鼻窦功能的影响

(1)呼吸功能:如前所述,鼻呼吸气流兼有层流和紊流的特征,以紊流为主。吸入的气流以从鼻瓣区沿鼻中隔侧的吸入量和速度为最大。因前部鼻瓣区的整个结构是由顺应性大翼部和稳定的鼻中隔软骨所支撑,所以呼吸气流主要通过鼻瓣区的基底部,沿鼻中隔侧以最大流量和最快速度通过鼻腔。一旦发生鼻中隔穿孔,吸入的气流沿各自鼻腔流动的方向发生改变,吸入量较大的一侧将较多的空气吸入自己鼻腔内,吸入的气流在鼻中隔穿孔的周围形成较多紊流,气流中所含成分沉滞,从而引起一系列的症状。

(2)湿度调节:由于鼻中隔穿孔的影响,吸入气流紊流成分过多的增加,气流中所含颗粒沉滞于鼻中隔穿孔周围,和鼻腔分泌物水分的减少并与之混合,形成痂皮,使鼻中隔局部腺体减少,黏膜干燥,引起鼻腔的临床症状。

(3)纤毛运动:鼻腔局部痂皮、黏膜干燥、腺体减小,共同对鼻腔的纤毛造成了破坏,使纤毛减少并影响了纤毛的运动,使鼻腔分泌物的排泄受到影响,引起鼻部的临床症状。

(4)嗅觉:一般鼻中隔穿孔对嗅觉功能无太大的影响,但是,发生于中鼻甲水平以上的鼻中隔高位的大穿孔,因为痂皮的刺激,可能影响到嗅觉功能。

三、临床表现

鼻中隔穿孔的患者,一般的感觉是鼻腔干燥,易结干痂,鼻塞,头痛,往往有类似如神经衰弱的症状,例如头昏、头疼、注意力不集中、记忆力减退等。待排出鼻腔痂皮后鼻塞可以好转,但是可以有鼻腔小量出血。鼻中隔穿孔位于鼻中隔软骨部偏前者,可以在呼吸时产生吹哨声音;若位于鼻中隔后部,则可以没有明显症状。鼻中隔穿孔过大者,可以干燥感觉比较重,如合并鼻中隔的偏曲,呼吸气流可以经常偏向一侧,造成一侧的通气过度、干燥感或其他症状明显。

鼻中隔穿孔一般常规鼻镜检查就可以发现,但是位于后部或偏上、偏下的小穿孔则有时可以漏诊,这时应该详细检查,必要时应用麻黄碱收敛鼻腔黏膜后再行检查,也可以应用鼻内镜检查,纤维鼻咽、喉镜也可以进行检查。一般检查都可以见到鼻中隔的不同部位的大小不等的穿孔,穿孔周围有干痂存在,除去后可以见到穿孔边缘的出血、黏膜的干燥或萎缩。如果鼻中隔存在痂皮,未见穿孔,则应该除去痂皮,仔细检查。在合并外伤的患者,应该仔细收敛检查。

四、诊断与鉴别诊断

鼻中隔穿孔根据鼻中隔穿孔的症状和检查,一般诊断不难,但是应该注意鉴别其发病原因。对合并外伤,或其他特殊感染的患者,诊断时一定要注意。另外,还要注意神经衰弱的症状是否与鼻中隔穿孔有关,必要时请有关科室会诊。

五、治疗

鼻中隔穿孔如果患者症状不明显,患者没有特殊要求,则可以不用治疗,但是平时要注意保护性地采取一些护理措施,以防止症状进一步加重。治疗一般分为保守治疗和手术治疗两种。

(一)保守治疗

鼻中隔穿孔的治疗主要应查明原因,进行对症治疗,例如抗结核治疗、驱梅疗法。化学性刺激强应改善工作环境,避免再受刺激;局部有肉芽组织可用药物烧灼或电灼;鼻内经常结痂或鼻出血,可涂以1‰黄降汞软膏或抗生素软膏;因铬酸引起的溃疡穿孔,须涂以5%硫代硫酸钠软膏;对无炎症反应的又有明显鼻功能障碍或临床症状的鼻中隔穿孔,应行手术修补,但全身病因尚未控制,鼻内尚有炎症时,不宜施行手术。一般认为,鼻中隔穿孔在 1 cm 以上者为大穿孔,手术修补较为困难。

(二)应用赝复物封闭鼻中隔穿孔

应用赝复物封闭鼻中隔穿孔,多用蜡模制作的尼龙纽扣,热石膏模翻制的软塑料塞,盘形硅胶置入周边开槽的中隔赝复物,热处理的丙烯酸树脂纽扣,硅胶封闭器等。Pallauch 报道应用硅胶中隔纽扣封闭了 136 例大小为 $0.09\sim1.1\ cm^2$ 的鼻中隔穿孔,其中 100 例(73.5%)效果良好。Reiter 和 Facer 亦有类似报道。Dishoech 用蜡模封闭鼻中隔穿孔 30 例,取得了一定的效果。Gray 先用硅胶纽扣封闭鼻中隔穿孔,发现易脱落,改用较硬硅胶后效果较好。一般认为,赝复物封闭鼻中隔穿孔,多用于有手术危险者,或肉芽肿和血管性疾病所致鼻中隔穿孔的患者,或穿孔边缘供血不足的患者。

(三)手术治疗

1.适应证

(1)如果在手术中例如鼻中隔矫正手术,不慎撕裂双侧同一部位的黏软骨膜,造成鼻中隔的穿孔,可以在手术当中立即予以修补。

(2)鼻中隔穿孔位于鼻中隔前部,引起鼻内干燥、出血、结痂,或呼吸时有哨音者。

(3)因各种原因所致的鼻中隔穿孔,只要诱发因素已经治愈。可以行鼻中隔穿孔修补手术。

2.禁忌证

(1)鼻中隔穿孔的原因如果为结核、梅毒或其他慢性传染病,若原发因素病因不清或原发病尚未控制时,必须弄清原发因素或待原发病治愈后,再行修补手术。

(2)如果鼻腔或鼻窦内尚有炎症未完全治愈时,应先控制炎症,炎症控制后方可施行手术。

(3)鼻腔有萎缩性黏膜改变,行手术时应予以注意,不应强调为手术绝对禁忌证。

(4)鼻中隔后部的大穿孔,如果筛骨垂直板已经切除,没有明显症状者,可以不行手术治疗。

3.体位与麻醉

鼻中隔穿孔修补手术一般采用半坐位,患者不能耐受手术者,可以采用平卧位,但是头部略抬高。麻醉一般应用鼻腔黏膜麻醉加局部浸润麻醉,不能耐受者可以采用全身麻醉。

4.手术进路的选择

较早的鼻中隔穿孔手术基本都采用经前鼻孔进路,因视野狭小,操作不便,固定困难,所以经前鼻孔修补 1 cm 以内的小穿孔尚可以成功,而 1 cm 以上的大穿孔则成功率不高。

国内外专家学者进行了很多研究:①张庆泉先应用鼻翼切开使手术进路变得宽大,操作方便。在局部麻醉后,顺鼻翼全层切开,牵拉固定,然后行鼻中隔穿孔修补手术。因切口在鼻翼沟处,无明显瘢痕。切口处可以不缝合,应用耳脑胶或瞬康医用胶黏合切口。②张庆泉在对复杂的鼻中隔偏曲合并穿孔时,采用了鼻小柱、鼻翼缘蝶形切开,这样可以充分暴露偏曲的鼻中隔和穿孔处,既可矫正鼻中隔偏曲,又可修补鼻中隔穿孔。切口在鼻尖、鼻翼处,瘢痕不明显,亦可使用黏合剂。③唇龈沟切口:鼻中隔穿孔在前部近鼻底处时,可以采用此切口。局部麻醉后,在上唇系带处向两侧切开约 4 cm,分离至骨面,然后顺梨状孔向鼻底至鼻中隔穿孔分离,进行修补手术。④鼻内镜下进路:采用鼻内镜下进行手术,可有清楚的视野,准确的操作,缺点是单手操作,配合较差。对鼻中隔后部的穿孔,鼻内镜下操作可以和其他进路结合进行,取长补短,保证修补手术的成功。⑤显微镜下手术:陈文史报道,在手术显微镜下行鼻中隔穿孔修补,有双手操作、视野清楚、修补仔细的特点。⑥前鼻孔撑开器下手术:用特制的前鼻孔撑开器,可以使前鼻孔开大,而且可以双手操作,但是只适用于鼻中隔前部的穿孔。

5.应用游离组织瓣封闭鼻中隔穿孔

应用游离组织瓣封闭鼻中隔穿孔是国内外常用的修补方法。有学者报道应用筋膜嵌入法修补鼻中隔穿孔 7 例,成功 5 例;也有学者报道应用耳屏软骨膜修补鼻中隔穿孔 9 例,成功 8 例;还有学者也有类似报道,所用的方法有游离组织瓣嵌入法和外贴法两种。Hussain 报道应用骨膜游离移植修补鼻中隔穿孔,取得了一定的效果。失败的病例系因单层组织瓣修补固定不易,易脱落,血运差,中央易发生再穿孔、边缘易出现裂隙等。

6.应用带蒂组织瓣封闭鼻中隔穿孔

早年有学者报道应用带蒂的下鼻甲黏膜瓣转移修补鼻中隔穿孔取得了较好的效果,但需要二期断蒂且手术操作较为复杂。Karkan 报道应用带单蒂或双蒂的鼻中隔黏软骨膜瓣修补鼻中隔穿孔,血运供应好,成功率高,但有内上端固定困难、边缘易出现裂隙等缺点。Rettinger 报道应用旋转鼻中隔黏软骨膜瓣修补鼻中隔穿孔,对 1 cm 以内的较小穿孔较为适宜,而用以修补1 cm 以上穿孔则较为困难。勾大君报道应用双蒂鼻腔外侧壁黏膜瓣修补鼻中隔穿孔效果好,治疗16 例全部愈合,但有鼻塞,而且需要二期断蒂。

7.应用复合瓣封闭鼻中隔穿孔

(1)郭志祥 1964 年报道采用耳后中厚皮片 2 片,在刮除鼻中隔穿孔边缘5～10 mm 的两侧黏膜上皮,使形成新鲜创面,继将皮片分贴于鼻中隔穿孔的两侧,填塞固定 1～2 天。

(2)先在一侧鼻中隔穿孔之前做弧形切口,沿穿孔周围分离黏骨膜。在另一侧鼻中隔穿孔的上下做两横切口,上切口做于鼻中隔近顶部,下切口沿鼻底外侧,形成上下两个双蒂黏骨膜瓣。用细肠线缝合两黏骨膜瓣,封闭一侧穿孔。将备用的颞骨骨膜塞入黏骨膜和鼻中隔软骨之间,覆盖鼻中隔穿孔,并超过穿孔边缘5 mm,摊平铺贴。然后在原侧鼻底做黏膜瓣,旋转至鼻中隔穿孔处,缝合固定,填塞鼻腔,7 天取出。

(3)Woolford 报道先切除耳后岛状皮肤比鼻中隔穿孔稍大,切口紧贴耳甲腔切除耳甲腔软骨备用。再将鼻中隔穿孔前方正常黏膜弧形切开,向下至鼻底,向后上及后下方分离黏膜瓣,通常分离至鼻底或至下鼻甲下表面纵形切断黏膜瓣,蒂留于鼻中隔穿孔的后方,利于上面的黏膜瓣向下推进与下面的黏膜瓣对合封闭鼻中隔穿孔。用 3-0 的可吸收肠线缝合封闭穿孔。同法切除对侧鼻中隔黏膜瓣,将复合软骨移植片镶嵌在穿孔的软骨与将近封闭穿孔的黏膜瓣之间,皮肤面放在对侧掀起的黏膜瓣下,3-0 的可吸收肠线缝合固定软骨移植片,软硅胶鼻夹板无张力的缝合在下面黏膜表面,略松填塞鼻腔。术后第 2 天抽出填塞物,术后 10 天取出鼻夹板。

8.游离组织瓣的选择

行鼻中隔穿孔的修补,以往多用颞肌筋膜、软骨膜、阔筋膜、骨膜、皮片等。使用筋膜、软骨膜等游离组织瓣,成活后先呈灰白色,然后逐渐转变为淡红色。黏膜上皮的恢复则需要 2 个月以上,所以要定期门诊复查换药。鼻息肉、下鼻甲黏膜因为有黏膜上皮,则成活即为淡红色,但操作时已多少损伤了黏膜上皮,恢复也需要 1 个月以上的时间。皮片的恢复时间更长,而且很难变化至与鼻腔黏膜一样,现在已很少用。

9.手术前后的处理

手术前后的处理也很重要,应该注意以下几个问题。

(1)鼻中隔穿孔外科手术修补前,应常规鼻腔滴药。例如,呋麻液、复方薄荷油等。每天 1～2 次的鼻腔局部冲洗,清除鼻腔痂皮,但要注意,不能损伤鼻腔黏膜。

(2)手术后应常规应用 3～7 天抗生素,应用山莨菪碱(654-2)、低分子右旋糖酐等药物。抽出鼻腔填塞物后,应用呋麻液、复方薄荷油等滴鼻剂。

(3)3～7 天抽出填塞物后,应每天鼻腔换药,移植组织瓣处最好应用湿的吸收性明胶海绵贴敷,保持湿润。应避免组织瓣干燥,以免影响组织瓣成活。

10.以往手术失败原因

以往鼻中隔穿孔治疗失败的原因主要有以下几种。

(1)手术进路问题:因为以往手术修补鼻中隔穿孔,只从前鼻孔进路,又无撑开器,进路狭窄,操作不便,照明不清楚,术腔视野欠清晰,所以仔细操作受限,是成功率不高的原因之一。

(2)血运问题:以往修补鼻中隔穿孔的方法,大部分都是分离穿孔周围的黏软骨膜,将修补的单层瓣膜,嵌塞于两层之间,这种情况对于鼻中隔 1 cm 以上的穿孔,瓣膜中央的供血就成为问题,所以容易使瓣膜中央缺血造成再穿孔。

(3)固定问题:因为鼻腔本身狭窄,操作不便,所以以往将瓣膜嵌塞于黏软骨膜下,前部较易固定,但后部的固定就成为问题,只靠填塞,稍微填塞操作不慎,就可以使填塞之瓣膜移位,重者使瓣膜脱落,轻者边缘出现裂缝,使手术失败。

(4)带蒂瓣膜问题:有报道应用带蒂的下鼻甲黏膜瓣,外侧壁黏膜瓣等修补鼻中隔穿孔。除了操作上的困难以外,只要固定好,应该效果很好,但是手术后有暂时鼻塞,二次手术,引起泪道堵塞等弊病。

(5)游离瓣膜的问题:游离瓣膜的选择,以往多应用鼻腔以外的组织,就是成活好,黏膜上皮的恢复也需要很长的时间,有些组织例如皮片,基本上不能恢复到较为正常的鼻腔黏膜上皮,所以就是穿孔封闭也不能恢复成为鼻中隔黏膜上皮的功能。

(6)术后处理的问题:鼻中隔穿孔的术后处理是很重要的,如手术中不适当力量的填塞,鼻腔换药干湿度的掌握,过度干燥可以造成移植瓣膜的缺血坏死。

第六章 咽喉部疾病

第一节 喉狭窄

喉狭窄是指由各种原因所致的喉腔变窄或闭锁,导致呼吸和发声功能障碍的一种病理状态,常合并气管狭窄。病因有:①外伤。②特异性感染后遗症。③非特异性感染。④先天性畸形。⑤新生物。⑥原因不明者。

喉狭窄按发生部位分声门上狭窄、声门狭窄、声门下狭窄和贯声门狭窄。

一、临床表现

(1)呼吸困难。

(2)声嘶或失声。

(3)喉鸣及阵咳。

(4)全身症状缺氧、酸中毒、心力衰竭等。

二、诊断要点

(1)详细询问病史及治疗经过。

(2)间接和直接喉镜检查。

(3)纤维喉镜检查。

(4)喉部 CT、MRI 检查。

(5)必要时喉部活检明确致病原因。

三、治疗方案及原则

(1)病因治疗。

(2)气管切开术。

(3)喉、气管瘢痕性狭窄根据不同情况,采用经内镜下扩张术、瘢痕切除或喉成形术、喉模或 T 形管植人、声门下切除后气管甲状吻合术。

第二节 咽 喉 反 流

咽喉反流(laryngopharyngeal reflux,LPR)即为胃内容物(除了胃蛋白酶和胃酸,还包括胆汁酸以及胰酶)异常反流入上呼吸道,使不能耐受这些物质的组织受到损伤,出现一些慢性症状或黏膜损伤,该病可表现为反流性咽喉炎、鼻窦炎、阻塞性睡眠呼吸暂停低通气综合征和中耳炎等(Poelmans 和 Tack,2005),目前已被怀疑是引起无烟酒接触史的喉癌患者患病的主要因素。目前,大多数耳鼻喉-头颈外科临床医师对该病认识不充分,常常导致该病的误诊误治,延误病情。

2006 年,中国科学院汪忠镐院士首次发表了"是胃食管反流病,而不是哮喘"的个案报道,并于 2007 年通过对 200 例胃食管反流病(gastroesophageal reflux disease,GERD)的食管外临床表现(如哮喘 GERD)临床资料进行分析发现有呼吸道表现者占 74.5%,病程中多误诊为支气管哮喘、肺纤维化、肺气肿、支气管扩张和气胸等疾病,故提出胃-食管-喉-气管综合征(gastroesphago larygotracheal syndrome,GELTS)及在反流状态下食管咽部呈鸟嘴的"喷射机制"概念(汪忠镐等,2007);此后,他以动物实验证实胃内容物可经咽反流至喉、气管,并以影像学显示了食管反流经咽的喷射过程,而这种喷射正是导致 LPR 的主要致病环节。

一、发病机制及病理生理特点

(一)食管下括约肌功能障碍

反流物由食管下括约肌进入食管有 3 种学说。①短暂性食管下括约肌(lower esophageal sphincter,LES)松弛学说(Lipan 等,2006):短暂性 LES 松弛这本属一种生理现象,但随着 LES 松弛频率的增加,或者每次松弛时胃酸反流频率的增加,就成了异常反流。②LES 低压学说:LES 低压被认为是近端食管反流事件的主要机制,而短暂性 LES 松弛则主要引起远端食管反流事件,因为近端食管反流较容易到达咽喉及以上部位,因此有研究认为 LES 低压在 LPR 发病过程中发挥中枢调节作用。③食管裂孔疝学说:食管裂孔疝改变了食管下括约肌的位置及压力。这样,反流物较容易到达食管。

(二)食管蠕动能力减弱

食管的蠕动首先由咽部吞咽动作启动,随着食物对食管壁的直接刺激引发抗酸功能,主要包括食管黏膜上皮细胞分泌的碳酸氢盐以及唾液中碳酸氢盐的中和作用。大多数人抗酸功能基本相近,LPR 患者食管蠕动能力较正常人减弱,而且主要受影响的是咽部吞咽启动时的蠕动;同时,GERD 患者比 LPR 患者食管蠕动能力弱(Postma 等,2001)。因此,GERD 患者食管残留物在食管内停留的时间更长,更易表现出相应的症状或食管局部的组织病理学改变,而相对于GERD 患者,LRP 患者往往不伴食管炎表现;Lai 等(2008)通过研究发现 GERD可以合并 LPR,通过比较合并 LPR 组与不合并 LPR 组的食管炎分级,发现合并LPR 组相对于未合并组患者食管炎程度轻。

(三)食管上括约肌功能障碍

食管上括约肌位于喉咽食管移行部,主要作用为防止呼吸时空气进入食管,防止胃反流物经食管进入喉咽部。Postma 等(2001)对 LPR 患者及正常人进行食管测压,发现休息时两组食管上括约肌压力无明显差异,当反流发生时,正常组较 LPR 患者 UES 收缩力强,且正常组 UES 平均收缩时间较 LRP 患者长,因此认为 LRP 的发病可能与食管-食管上括约肌收缩反射功能欠佳有密切联系。当食管上括约肌功能障碍时,反流物由食管进入咽喉部,致咽喉部黏膜发生炎症反应,局部炎症导致咽喉黏膜感觉障碍,从而反过来又影响 UES 的收缩能力,导致恶性循环。

(四)咽喉部的黏膜抗酸屏障功能障碍

咽喉及食管黏膜上皮细胞自身均具备分泌碳酸氢盐的能力,该能力取决于碳酸酐酶同工酶 CA 的表达情况,该酶可逆性催化 CO_2 转变为极易溶于水的碳酸氢根离子,从而产生抗酸屏障;GERD 患者食管黏膜上皮细胞碳酸酐酶同工酶CAⅢ表达明显增强,而 LRP 患者声带、喉室黏膜均缺乏碳酸酐酶同工酶 CAⅢ表达(Ford,2005);E 钙素、MUC5AC 黏蛋白可在喉部黏膜表面形成一道屏障,隔离胃酸、胃蛋白酶对喉咽黏膜的损伤。而 Postma 等(2001)研究发现 LPR 患者喉部黏膜 E 钙素、MUC5AC 黏蛋白表达下调,唾液中的表皮生长因子对喉咽部黏膜有快速修复的作用。Eckley 等(2004)经研究发现 LPR 患者唾液中的表皮生长因子明显低于正常组,故目前认为胃酸及胃蛋白酶对咽喉部的黏膜抗酸功能屏障的破坏是引起 LPR 最主要的因素,其中胃蛋白酶是由胃底的主细胞分泌的胃蛋白酶原在胃的酸性环境中激活产生,在 pH<6.5 的环境中均具有活性,其主要通过分离细胞间连接蛋白、扩大单个细胞体积,从而破坏细胞膜的完整性,影响上呼吸道上皮纤毛清除黏液的功能(Ford,2005);因为喉部上皮较薄,且缺少食管的多层屏障,抵御胃酸侵蚀的能力较其更弱,故比食管更易遭胃酸或胃蛋白酶的化学腐蚀。对于食管来说,每天 50 次的反流都是正常的,而对于咽喉部每天有 4 次反流即为异常,实验证明喉部每周暴露于酸 3 次就会造成病理性损伤(Koufman 等,2002)。对因头颈部肿瘤接受放疗的患者,放疗可破坏咽喉部腺体,导致咽喉部唾液分泌减少,对反流更缺乏抵抗,故如放疗后的患者伴有咽喉反流,则咽喉部黏膜损伤的程度更重(Valds 等,1994)。

二、临床表现

当咽喉部黏膜受胃酸、胃蛋白酶破坏后,纤毛清除黏液功能丧失,局部黏痰停滞,可出现涕倒流或者清咽动作。而反流致咽喉黏膜炎症,咽喉部敏感性增强,反流物刺激可直接引发咳嗽、喉痉挛,上述症状持续一定时间后导致声带水肿、接触性溃疡或肉芽肿形成,从而出现声音嘶哑、咽部异物感、咽喉疼痛等症状(Lipan 等,2006;Ford,2005)。

(一)症状

临床上 LPR 的症状复杂多变,美国支气管食管病协会(ABEA)做出一项国际性的调查显示,LPR 最常见的症状包括:清嗓(98.3%)、持续咳嗽(96.6%)、胃灼热或反胃(95.7%)、咽部异物感或声嘶(94.9%)。在儿童患者中,LPR 可能还会引起呼吸暂停、复发性上呼吸道感染、喉部症状(喉软骨软化病及声门下狭窄)、鼻窦炎、中耳炎以及慢性鼻部疼痛等(Hickson 等,2001)。在发病过程中,远端的反流由贲门部松弛为主的病变所引起,包括食管裂孔疝等,其临床表现以胃灼热、反酸、胸痛等为主,易被人们所注意;但是,涉及食管近端或其咽部的反流则可引起食管外表现。贲门为引起反流的首要部位,随之反流到咽部,局部刺激,表现为咽喉部症状,如咽痛、异物感、癔球症、喉部发痒、声音嘶哑、呛咳等;反流经咽后,引起咽上反流。如果是少量胃液反流可以表现为反酸或吐苦水,若为气体则表现为嗳气和呃逆,如反流的胃内容物较多则引起呕吐,此时突然扩张了咽部,使咽喷嘴暂时不存在,罕有引起严重后果者。但当含气液体反流物的量不多且流速一般时则会引起咽部喷洒或喷雾,细微颗粒或雾状物自下而上直达上呼吸道,即鼻腔及与其相关鼻窦、鼻道、咽鼓管、中耳、鼻泪管等,并引起临床表现,如流涕或鼻塞、鼻后滴漏、打喷嚏、流涕、鼻渊性头痛、耳痛、耳痒、耳鸣、听力下降、嗅觉减退以及牙腐蚀、口臭等表现;此种经咽反流或喷洒、喷雾最终经喉到达总气管、支气管以至肺,出现下呼吸道的多种表现,如咳嗽、喘息、咳痰、憋气、胸闷、呛咳、夜间憋醒、肺纤维化、支气管扩张、肺大疱、气胸以致肺毁损等。

(二)体征

据研究调查发现与反流关系最密切的内镜下所见体征包括:杓状软骨红斑(97.5%)、声带红斑(97.5%)及水肿(95.7%)、后联合肥大(94.9%)、杓状软骨水肿(94.0%);此外,对LPR有诊断价值的还有喉后部的鹅卵石样变、杓状软骨间隆起、充血、肉芽肿、接触性溃疡、声门下狭窄、声门后狭窄、声带病变等。所有的这些体征均为检查者在内镜下进行的主观性评估,故内镜诊断的价值受到一定程度的限制。

(三)诊断

1.根据症状及体征

由于LPR症状及体征的多样性及非特异性,目前国际上认为需综合症状、喉镜检查、pH监测及经验性质子泵抑制剂(proton pump inhibitor,PPI)治疗效果几个方面的情况才能对LPR做出较为准确的诊断。目前公认的较为简单易行的诊断方法为应用RSI及RFS量表。首先所有患者均在同一医师指导下填写RSI,该量表主要对在过去几个月有哪些症状困扰你提出问题,共9项,包括声嘶或发声障碍、持续清嗓、痰过多或涕倒流、吞咽时梗阻感、饭后或躺下后咳嗽、呼吸不畅、烦人的咳嗽、咽部异物感、胃灼热、胸闷。患者在医师的指导下就该症状出现与否或症状轻重在0~5分之间作出答复,0分为无症状,5分为症状最严重,将RSI评分>13分定为阳性,即疑诊为咽喉反流;反之为阴性,即为正常(Belafsky等,2001)。对RSI阳性患者指定一名医师用电子喉镜检查其咽喉部并填写RFS。该量表主要对咽喉部检查的情况进行描述并打分,包括假声带沟(0=无,2=存在);弥漫性喉水肿(0=无,1=轻度,2=中度,3=重度,4=阻塞);喉室消失(0=无,2=部分,4=完全);后连合增生(0=无,1=轻度,2=中度,3=重度,4=阻塞);红斑和(或)出血[0=无,2=局限于杓状软骨,4=声带出现红斑和(或)出血];肉芽肿(0=无,2=存在);声带水肿(0=无,1=轻度,2=中度,3=重度,4=息肉样变);喉黏膜增厚(0=无,2=存在);RFS>7分者定为阳性,RFS<7分者为阴性,即正常。Habermann等(2012)通过对1044例经RSI和RSF评估诊断为LPR的患者进行8~12个月的PPI治疗并随访,发现这些患者经治疗评分下降明显,主观症状改善理想,因此认为RSI及RFS量

表为 LPR 诊断的简单有效的首选方法。

2.食管测酸

目前认为证实反流最好的方法是用可移动式多通道腔内气阻(multichannel intraluminal impedance,MC)和 pH 值监测。用双极 pH 值探针监测反流情况时往往不能查出无酸的反流和非液体反流,如气体反流 pH 值下降并不明显,就会导致监测结果不可靠。而 MC 优于双极 pH 值探针之处就在于它不仅能探测到酸反流,一些非酸性反流也能被探测到,当近端感受器 pH 值陡降至 4 以下,加上同时发生或随后发生的食管下括约肌部位的 pH 值也低于 4,则证实存在反流;但在喉咽部 pH 值<5 就能说明有近端反流,因为唾液、隐匿的气道这些因素能中和掉一部分酸,使得 pH 值升高;当两端感受器 24 小时内所测得的 pH 值<4 时的总时间百分比>1%,即可诊断为 LPR;由于远端食管监测并不能准确反映出近端食管及下咽部的 pH 值,因此在对 LPR 进行监测时,传感器应该放置在食管上括约肌测压计以上 1 cm 食管外的部位结果才更准确。有研究者提出一种无线 pH 值监测技术,该技术要求检查者在内镜下准确地将装有 pH 值换能器的胶囊放置到食管上括约肌的位置,患者则随身戴上一个 BB 机大小的监测器 48 小时即能监测 pH 值,这种方法更适用于儿童以及那些不能耐受插管的成人。

3.唾液胃蛋白酶检测

通过与 24 小时 pH 值检测咽喉反流比较,发现唾液胃蛋白酶阳性诊断咽喉反流的敏感性和特异性分别为 100% 和 89%,因此,有学者认为该方法是一种敏感、无创的方法。

4.PPI 的诊断性治疗

目前最广泛应用的方法就是经验性治疗实验,包括行为及饮食的合理调整,加上 3 个月的 PPI 治疗,对此方法有效的患者可在 3 个月后停药,而无反应者则需进一步检查以证实 LPR 的存在。此外,还有一些其他方法,包括放射成像、食管测压、分光光度计测胆汁反流情况及黏膜组织活检等,都能为针对性的治疗提供一些诊断线索。

三、治疗

LPR 是一种涉及耳鼻咽喉科、呼吸科以及胃肠病科的表现多样化的疾病,故对于 LPR 的治疗争议颇大,最有效的治疗方案尚未得到统一,现阶段推荐的治疗方案大致包括以下几种。

（1）轻度的反流首先采用保守治疗的方式，包括饮食及生活方式的改变，减肥、戒烟酒、限制脂肪类食物、柑橘类水果、碳酸类饮料、红酒、咖啡因的摄入，并避免穿紧身衣、做弯腰俯身等致腹内压增加的动作，睡前 3 小时禁食禁饮，垫高床头避免胃内容物反流等，这对轻度反流的患者能起到良好的疗效。

（2）对于保守治疗无效的患者，加用抗酸药及 H_2 受体拮抗剂。

（3）对于较严重的反流患者，推荐保守治疗加 PPI 的综合治疗。与 GERD 相比，LPR 药物治疗需要的剂量更大，疗程也更长，建议一开始就用大剂量 PPI，至少持续 6 周，大多数患者都应再继续治疗 4 周以确保能够有效地抑制反流，而在停药时应该逐渐减量、停药以防止突然停药带来的反弹效应。目前国际上建议 PPI 治疗（包括奥美拉唑、艾美拉唑、雷贝拉唑、兰索拉唑及泮托拉唑），每天 2 次，餐前 30～60 分钟服用，持续 3～4 个月，总有效率可达 50%～70%（Vaezi 等，2003）；同时，Qadeer 等（2005）研究表明咽喉反流阳性的患者，经 PPI 抗酸治疗后，咽喉部的临床症状及体征（如后联合黏膜的红斑、鹅卵石样增生及声带白斑）能得以改善或恢复正常，同时可防止喉癌前病变发展及减少喉癌的复发。

（4）对高容量液体反流伴食管下括约肌功能不全者，可考虑手术治疗。最常见的术式包括腹腔镜下完全胃底折叠术和部分胃底折叠术、胃镜下 Stretta 射频，其目的均是为了恢复食管下括约肌的功能。Fuchs 等（2005）报道对反流症状控制最好的手术疗效是 85%～95%。与 PPI 一样，手术治疗 LPR 的疗效同样不尽如人意，由于手术需要在全麻气管插管下进行，手术可能带来吞咽困难、气胀综合征、腹泻等并发症，很多患者因此望而却步。相比手术，胃镜下 Stretta 射频创伤小、疗效同样肯定，其通过热能引起组织破坏增生、重构，从而增加食管下括约肌厚度和压力，同时通过阻断神经通路，减少一过性下食管括约肌松弛，减少胃食管反流。有研究显示 Stretta 射频治疗以食管外症状为主的胃食管反流病疗效是满意的，75% 患者症状得到 50% 以上的缓解，各种症状评分明显下降。

LPR 是一种涉及多种因素、多学科的疾病，作为耳鼻咽喉-头颈外科医师应对其发病机制及临床特点充分认识，掌握有效的诊断方法，做到早期预防、及时发现，以减少反流频率和降低反流平面为目的，提倡多科合作，共同制订最合理、有效的方案，设法阻断咽喷洒这个主要致病环节，以缓解甚至治愈该病。

第三节　声带沟和声带瘢痕

一、病因学

声带沟和声带瘢痕是正常声带上皮和固有层浅层的病理性缺失。已有人发表关于先天性和后天性声带沟的发病机制。声带沟是声带上皮陷入正常固有层浅层或更深部位。这种上皮的陷入产生的凹陷可能是局部的,也可能扩展到整条声带。声带瘢痕由紊乱的胶原和细胞外基质取代固有层浅层的结果。根据以下的病因声带瘢痕可分为:创伤性(钝器伤、穿透伤、放射线损伤、手术损伤、声门癌),医源性(声带手术、长时间插管、气管切开)和炎症性(吸入性损伤、风湿病)。

二、诊断原则

尽管病因不同,但声带沟和声带瘢痕还是有很多相似处。典型的主诉是发音障碍、气息声和讲话易疲劳。喉内镜检查这两种病变也有相似处,有不对称纺锤状的声门裂,声带缘中部有皱纹或沟槽,声门上功能亢进。通常有必要用高分辨率的动态喉镜仔细检查这些细微的病变,可以发现病变处黏膜波中断或混乱。

三、治疗原则

声带沟和声带瘢痕治疗的目的是改善发音。故应去除各种可能加重病情的因素,争取治愈。方法是严格控制咽喉返流,改善喉部的环境,以利嗓音的改善。嗓音矫治要尽早进行,鼓励患者采用舒适发音,避免不良发音习惯。鼓励患者戒烟和避免其他刺激因素。保守治疗无效可以考虑手术。手术技术包括声带内移、声带内或声门旁注射、局部糖皮质激素注射、脂肪或筋膜植入、黏膜垫高。如此多的手术选择说明本病还没有理想的治疗方法。

第四节　喉　水　肿

喉水肿为喉部松弛部位如会厌、杓状会厌襞等处的黏膜下组织液浸润。分感染性疾病和非感染性疾病。感染性喉水肿的渗出液因有细菌作用,为浆液脓性;非感染性喉水肿之渗出液为浆液性。喉水肿发病迅速,特别是变态反应性、血管神经性者发展更快,可很快出现呼吸困难,甚至窒息死亡。

一、变态反应性喉水肿

(一)临床表现

(1)发病急骤,多无先兆。初起喉痒、刺激性咳嗽、无痰、堵塞感。

(2)迅即出现胸闷、声嘶、喉鸣鸭鸣音、吸气性呼吸困难,甚至窒息死亡。

(3)喉镜检查见喉黏膜苍白、水肿,表面有浆液性渗出物。严重时声带运动障碍,出现三凹征。

(二)诊断要点

(1)病史、临床表现。

(2)注意与感染性喉水肿鉴别。

(三)治疗方案及原则

(1)全身和局部应用糖皮质激素和副肾上腺素,减轻水肿。

(2)吸氧,做好气管切开准备。

(3)阻塞严重即行环甲膜或气管切开。

二、遗传性血管神经性喉水肿

遗传性血管性喉水肿为一种遗传性补体缺陷病,又称遗传性 C_1 抑制物缺乏症。为常染色体显性遗传,可连续几代发病。轻微外伤、感冒、劳累,咽喉、口腔检查和手术等诱因作用下反复发作喉水肿。病死率很高。

三、临床表现

(1)发病急骤,多无先兆。

(2)迅即出现胸闷、咳嗽、声嘶、喉鸣、吸气性呼吸困难等。

(3)反复发作患者常有多次喉水肿病史。水肿持续 $2\sim3$ 天后可自行消退。

(4)不痛不痒。抗组织胺药物和皮质激素治疗无效。

(5)喉镜检查见喉黏膜苍白、水肿,表面有浆液性渗出物可累及舌体、悬雍垂及软腭。严重时声带运动障碍,出现三凹征。

(6)其他部位症状四肢或躯干频发非可凹性水肿常是喉水肿先兆。可伴肠黏膜水肿引起腹痛、腹泻等胃肠道症状。

四、诊断要点

(1)根据家族史、病史、临床表现及喉镜检查诊断可得出。

(2)查出喉水肿之病因,进行针对性治疗。

五、治疗方案及原则

(1)吸氧,做好气管切开准备。

(2)激素和抗组织胺药无效。

(3)半合成雄激素丹那唑治疗有效。开始用突击量 600 mg/d,2~4 周。然后根据具体情况调整。

(4)有发作史患者,拔牙以及其他咽喉部检查和手术前 2 周应用丹那唑 200 mg,每天 3 次。或预防性给予新鲜血浆。

(5)静脉输入补充浓缩的 C_1-酯酶抑制剂(C_1-INH)。

第五节　先天性喉鸣

先天性喉鸣多为会厌卷曲和喉部组织软弱所致。吸气时内部负压使喉组织塌陷,喉入口呈一狭长裂缝,两侧杓会厌皱襞互相接近和颤动而发生喉鸣。可能由妊娠期营养不良,致使胎儿钙及其他电解质缺少或不平衡所致。又称喉软化症或喉软骨软化症。此外,会厌大而软且过度后倾以及吸气时杓状软骨脱垂,均可引起先天性喉鸣。

一、临床表现

(1)吸气时喉喘鸣,声音不一,呈震颤声、咝咝声或喔喔声。

(2)呼吸困难,吸气时三凹征。

(3)症状多在生后出现,持续性或间歇性。

(4)安静或睡眠时症状轻,活动或哭闹时症状加重。

(5)患儿一般情况良好,哭声及咳嗽声正常,无嘶哑现象。

二、诊断要点

(1)病史和临床表现。

(2)喉镜检查。

(3)鉴别诊断其他先天性下咽和喉疾病。

三、治疗方案及原则

（1）全身支持疗法适用于症状轻者。2 岁以前喉鸣多可自行消失。

（2）手术治疗。①气管切开术。②会厌部分切除术：适用于会厌过大、过软的病例。③舌会厌固定术：适合过度后倾的会厌。④声门上成形术。

第六节　喉　异　物

喉异物多发生于 5 岁以下的儿童，成人极少发生。声门裂是上呼吸道最狭窄的部位，其下方的气管腔则较大，因此只有大小适宜或形状、性质特殊的异物才能停留于喉腔。异物太大则不能进入喉腔，多被咳出；异物太小则掉入气管、支气管形成气管或支气管异物。常见的喉异物有带尖的金属，如别针、义齿等；动物性的骨片、鱼刺；植物性的豆荚、草秆、蚕豆及花生米等；各种玩具；近年来，果冻异物时有发生，因其不易一次取出，常发生窒息甚至死亡。

一、临床表现

（1）多在进食、哭闹等意外情况下突然发生。

（2）剧烈咳嗽、呼吸困难、声嘶、发绀及呕吐。

（3）较小的异物停留或刺入喉腔，引起咽喉疼痛、呼吸及吞咽困难等。感染后可并发喉部脓肿。

（4）较大异物堵塞声门，可很快引起窒息、死亡。

二、诊断要点

（1）异物史。

（2）听诊：注意声嘶及吸气时有无哮鸣音。

（3）喉镜检查：成人在间接喉镜下可看到异物；儿童常需要做直接喉镜检查；对于位置隐蔽或体积较小的异物可行纤维喉镜检查。

（4）X 线检查：对于诊断不透光的异物有帮助。

（5）鉴别诊断：急性会厌炎。

三、治疗方案及原则

（1）婴幼儿喉异物伴呼吸困难，又无必要的抢救设备时，可试行站在患儿背后,双手有规律挤压患儿腹部或胸部,利用增强腹压或胸压排出异物。

(2)间接喉镜下异物取出术适用于声门上区异物,成人或较大儿童能配合者。

(3)直接喉镜下异物取出术适用于儿童及成人的各类异物。

(4)纤维喉镜下异物取出术适用于小的喉异物,如小鱼刺。

(5)经颈外入路异物取出极少使用,用于取出某些特殊异物或没有经口入路取喉异物的设备或技术条件时。

(6)环甲膜切开或气管切开异物取出术常用于声门下异物,经口取出失败者。

(7)加强宣教,预防为主。

第七节 声带息肉

一、定义

声带息肉是声带良性增生性病变中的一种(该大类疾病包括声带小结、声带息肉、声带囊肿、接触性肉芽肿等病变),指声带黏膜下层有胶冻样局限聚集物,使得声带表面出现一个或数个(常见为位于声带前 1/3 边缘单个隆起)光滑隆起,常引起声音嘶哑。

二、病因

据报道可能和各种因素(使用嗓音时间过长、错误的发音方法——过度喊叫、剧烈咳嗽等)导致的黏膜下出血有关,因为通常可以发现黏膜下有曲张血管和息肉组织相连。

三、诊断

根据持续声音嘶哑病史,用声过度、用声方法不当或剧烈咳嗽典型诱因,声带表面光滑隆起半透明或充血性肿物(可带蒂或基底广呈山丘状),经过发声休息或药物治疗不能痊愈且病变范围和性质稳定者,当然确诊需要术后病理检查,常规染色为密度均匀的非细胞物质即确诊。

四、鉴别诊断

(一)声带小结

声带小结是指用声不当导致的双声带前 1/3 对称性粟粒大小突起,造成声音嘶哑或发音疲劳。其特点是双侧对称性及声带前 1/3 的固定位置,不除外在小结的基础上在同一位置再发生息肉。发声休息后小结的大小可减轻或消退,而单纯声带息肉病变大小不会有明显改变。

(二)声带囊肿

声带囊肿指发生于黏膜下层的腺体潴留囊肿或表皮样囊肿,使得声带表面光滑隆起,有时呈淡黄色,也有呈半透明状,有时声带息肉也呈半透明状,这时即使在电子喉镜下也不易区分,保守治疗(发声休息和药物治疗)也无效,只有在喉显微手术中探查方可确诊。

(三)声带接触性肉芽肿

声带接触性肉芽肿是位于声带后部的良性病变,声带后部边缘相当于杓状软骨声带突位置,与用嗓过度、频繁嗽嗓、咽喉反流(由食管括约肌功能减退导致胃液反流至咽喉所导致的临床综合征)有关,虽然外观与息肉类似,但特殊的生长位置能和息肉相鉴别。

(四)喉乳头瘤

发生于喉黏膜(包括声带黏膜)、与病毒感染有关的肿物,大部分为多发性,也有少部分单发疣状突起,单发的乳头瘤易和息肉混淆,但乳头瘤生长部位和息肉好发部位不同,且乳头瘤表面不像单纯息肉表面那样光滑,呈粗糙颗粒状,最后尚需病理证实。

(五)声带白斑

声带白斑是一种癌前期病变,病变部位黏膜不光滑,增厚,有时呈灰白色,与单纯声带息肉较容易鉴别。

(六)喉癌

声带病变部位黏膜增生肥厚,菜花状或有溃疡,易与单纯声带息肉鉴别。频闪喉镜对于判断病变有无侵犯韧带层有很大帮助。

五、治疗

（一）手术治疗

（1）全麻下喉显微手术（手术显微镜下＋支撑喉镜下，或内镜＋支撑喉镜下）方式切除病变。在电子喉镜监视下对于带蒂的息肉，在患者咽反射不强烈情况下，也可以选择合适的器械在表面麻醉下切除息肉。

（2）二氧化碳激光切除息肉。

（二）相关处理

（1）如果患者合并有炎症，尤其是急性炎症，术前应抗感染治疗并行发声休息 1～2 周。

（2）围手术期发声休息是必要的，但建议不要采取绝对噤声的方式，应把声音的音量、音调、时间控制在一定范围（具体数据尚无定论）内，一般职业用嗓者建议发声休息 3 个月，普通患者为 1 个月。并注意嗓音的保健。例如，尽量避免咳嗽动作、吃刺激性食物，少食甜食等。

（3）对患者发音功能进行评估，若发现患者有喉过紧、喉位置高、语速过快等不良发音习惯，应请专业人员进行嗓音矫治，以防止息肉复发。

六、出院建议

至少连续复查 3 个月，在术后 1 周、1 个月、3 个月复查 3 次，术后 1 周的复查尤为重要，根据术区黏膜恢复的情况来判定有无影响伤口愈合因素存在，例如不正确的发声休息方式（如长时间小声说话），及时干预或修正。

第八节　急性喉炎

急性喉炎是病毒和细菌感染所致的喉黏膜急性炎症，常为急性上呼吸道感染的一部分，占耳鼻喉科疾病的 1%～2%。此病常继发于急性鼻炎及急性咽炎。男性发病率较高。发生于儿童则病情较严重。此病多发于冬春二季。根据其起病较急，卒然声嘶失声的特点，属于中医"急喉喑""暴喑""卒喑"等症的范畴。

一、病因、病机

中医学认为本病多由风寒外袭,肺气壅遏,气机不利,风寒之邪凝聚于喉,或风热邪毒由口鼻而入,内伤于肺,肺气不宣,邪热上蒸,壅结于喉,声门开合不利而致。若邪热较盛,灼津为痰,或素有痰热,邪毒结聚于喉咙,气道壅塞,可演变成"急喉风"。

现代医学认为本病发病主要与以下因素有关。①感染:多发于感冒后,先有病毒入侵,继发细菌感染。常见细菌有乙型流行性感冒杆菌、金黄色葡萄球菌、溶血性链球菌、肺炎链球菌、奈瑟卡他球菌等。②职业因素:过多吸入生产性粉尘,有害气体(如氯、氨、硫酸、硝酸、一氧化氮、二氧化硫、毒气、烟熏)等。使用嗓音较多的教师、演员、售票员等,如发声不当或用声过度,发病率较高。③外伤异物、检查器械等损伤喉部黏膜,剧烈咳嗽和呕吐等,均可继发本病。④烟酒过多、受凉、疲劳致机体抵抗力降低时,易诱发本病。此外,本病也常为麻疹、百日咳、流感、猩红热等急性传染病的并发症。

二、病理

初期为喉黏膜血管充血,有多形核白细胞及淋巴细胞浸润,组织内渗出液积聚形成水肿。晚期由于炎症继续发展,渗出液可变成脓性分泌物或结成伪膜。上皮有损伤和脱落,也可形成溃疡。若未得到及时治疗,则有圆形细胞浸润,逐渐形成纤维样变性,成为永久性病变,且其范围不仅限于黏膜层,也能侵及喉内肌层。

三、临床表现与诊断

(一)症状

急性喉炎多继发于上呼吸道感染,也可为急性鼻炎或急性咽炎的下行感染,故多有鼻部及咽部的炎性症状。起病时有发热、畏寒及全身不适等。

1.声嘶

声嘶是急性喉炎的主要症状,轻者发音时音质失去圆润、清亮,音调变低、变粗,重者发音嘶哑,严重者只能耳语,甚至完全失声。

2.喉痛

患者感喉部发痒不适、干燥、灼热、异物感,喉部及气管前有疼痛,发声时喉痛加重,但不妨碍吞咽。

3.咳嗽多痰

因喉黏膜炎症时分泌物增多,常有咳嗽,初起干咳无痰,至晚期则有黏脓性分泌物,因较稠厚,常不易咳出,黏附于声带表面而加重声嘶。

(二)体征

喉镜检查可见喉部黏膜急性弥漫性充血肿胀,声带呈粉红或深红,间或可见有点状或条状出血,其上可有黏稠分泌物附着。声带边缘肿胀,发音时声带闭合不全,声门下黏膜亦可充血肿胀,鼻及咽部黏膜亦常有急性充血表现。

根据患者症状结合喉镜所见,诊断不难。但诊断时须注意与特异性感染如梅毒、喉结核、喉异物及恶性肿瘤初起相鉴别。

四、治疗

急性喉炎的治疗以中医治疗为主,若病情严重,可配合西医抗生素治疗。

(一)辨证治疗

1.风寒袭肺

受凉后,卒然声音不扬,甚至嘶哑失声,咽喉微痛、微痒,吞咽不利,咳嗽声重。全身可伴低热,恶寒,头痛,鼻塞流涕,无汗,口不渴。舌淡红,苔薄白,脉浮紧。局部检查见声带淡红而肿胀,喉部黏膜微红肿,声门闭合不全。治宜疏风散寒,宣肺开音。方选六味汤加减。若咳嗽痰多者,可加北杏仁、法半夏以宣肺化痰止咳;伴鼻塞流涕者,可加苍耳子、辛夷以疏风通窍散邪。

2.风热犯肺

声音嘶哑,甚或失声,喉部灼热感,干咳无痰,或痰少难咯,咽喉干燥微痛。全身可伴有发热、微恶寒、头痛、鼻塞等症。舌边微红,苔薄白或薄黄,脉浮数。局部检查可见喉部及声带充血水肿,表面或有黄白色痰涎,声带活动尚好,但发音时声带闭合不全。治宜疏风清热、利喉开音。方选疏风清热汤加减。若痰多难咯者,可加北杏仁、瓜蒌皮、天竺黄以清化痰热,宣肺止咳;若咽干明显者,可加天花粉、玄参以生津利喉。中成药用金嗓清音丸、黄氏响声丸。也可含服健民咽喉片、草珊瑚含片、西瓜霜含片、六神丸、铁笛丸等。

(二)西医治疗

原则是噤声休息,可使用抗生素控制感染。禁烟酒及祛除致病因素。

1.抗生素治疗

可选用如青霉素类、红霉素、头孢拉定等以控制感染。声带红肿显著者加用类固醇类激素,如泼尼松或地塞米松等。

2.局部治疗

可将10%的薄荷乙醇加入蒸气吸入器中,进行喉蒸气吸入,或将糜蛋白酶、庆大霉素、地塞米松、蒸馏水加至适量,行喉部超声雾化吸入。

(三)其他中医治疗

1.蒸气或雾化吸入

风热者,用野菊花、金银花、薄荷、蝉衣水煎,行蒸汽吸入。或用鱼腥草注射液加生理盐水以超声雾化吸入。风寒者,用苏叶、佩兰、藿香、葱白适量,水煎,行蒸气吸入。

2.针刺

取合谷(手阳明所过为原,主治喉痹、喉暗等症)、尺泽(手太阴所入为合,肺实泻之,主治喉痹)、天突(主治喉痹、咽喉暴喑等症),用泻法,以泻肺利喉开音。

3.耳针

以神门、咽喉、肺为主穴,耳屏下部外侧缘为配穴,每次取穴 2～3 穴,针刺留针 15～20 分钟。

五、预防与调护

由于急性喉炎的发病与各种因素有关,因而要增强身体抗病能力,避免各种致病因素对身体的侵袭,注意饮食调理,勿过食辛辣厚味,戒除烟酒等不良嗜好。勿滥用嗓音,注意声带的休息,并采用正确的发声方法。

六、预后与转归

急性喉炎预后良好。但若治疗不当,可以转变为慢性,缠绵难愈,甚而形成声带小结或息肉。体质虚弱或过敏者,邪毒易于壅盛而发展为急喉风,故临证应注意。

七、古籍精选

《素问玄机原病式》:"暴瘖,猝哑也,金,肺之声,故五行唯金响。所谓物寒则能鸣者,水实制火,火不克金也;其或火旺水衰,热乘金肺,而神浊气郁,则暴瘖无声也。"

《诸病源候论》:"风冷失音者,由风冷之气客于会厌,伤于悬雍垂之所为也。声之通发,事因关户,会厌是音声之户,悬雍垂是音声之关。风冷客于关户之间,所以失声也。"

《医学入门》:"风寒失音者,甘桔汤(桔梗、甘草、荆芥、生姜)加诃子,木通,或诃子散。"

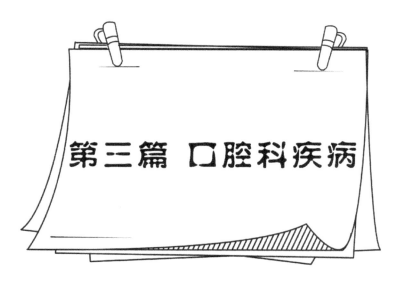

第三篇 口腔科疾病

第七章 牙齿发育异常

第一节 牙齿萌出过早

牙齿的萌出或脱落异常包括牙齿萌出过早、牙齿萌出过迟、牙齿异位萌出、牙齿过早脱落等。恒牙萌出障碍大多由乳牙滞留、乳牙过早脱落或过早拔除等原因所致。

牙齿萌出过早是指牙齿萌出时间超前于正常萌出时间，而且萌出牙齿的牙根发育不足根长的 1/3。

一、乳牙早萌

婴儿初生时口腔内已萌出的牙，称为诞生牙。出生后 30 天内萌出的牙称为新生牙。病因尚不清楚，有人认为有遗传倾向；有人认为由于牙胚距口腔黏膜较近而早萌（图 7-1）。

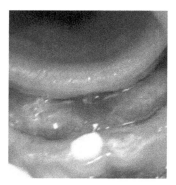

图 7-1 乳牙早萌

(一)诊断

(1)多见于下中切牙部位,多数为正常牙,经常成对萌出。

(2)多数为早萌乳牙,少数为多生牙。

(3)多数诞生牙松动度较大,牙根未开始发育或发育较少。

(4)有的牙虽不松动,由于婴儿吮乳时舌系带及其两侧软组织与牙齿摩擦,而发生创伤性舌系带溃疡,长期不愈,称 Riga-Fede 病。婴儿有拒食、啼哭等情况。

(二)鉴别诊断

需与上皮珠鉴别,上皮珠为在牙槽嵴处黏膜上或在腭弓中线的两侧粟粒、米粒或更大的乳白色片状或球状物,数目不等。

(三)治疗

(1)松动明显的早萌牙,有脱落而被吸入气管的危险,应尽早拔除。

(2)如果早萌牙不松动,没有异常症状,可以保留,密切观察。

(3)出现创伤性溃疡,应立即停用吮吸哺乳方式,改用汤匙喂乳,以避免摩擦溃疡区,同时调磨牙齿切缘,必要时拔牙。这种溃疡有时呈慢性增殖性病变,若因误诊为肿物而切除时,极易引起严重出血。

二、恒牙早萌

恒牙早萌多见于前磨牙,下颌多于上颌。主要与乳牙根尖周病变或过早缺失有关。

(一)诊断

(1)恒牙过早萌出,常伴有釉质矿化不良。

(2)因牙根发育不足会出现松动。

(3)X 线片显示牙根尚未发育或发育不足,可以帮助确诊。

(二)治疗

(1)早萌牙松动不明显,可以不做阻萌。

(2)如果对𬌗牙缺失,可以制作阻萌器防止早萌牙过长。

(3)对早萌牙应进行涂氟防龋处理。

(4)预防恒牙早萌,积极治乳牙龋齿极为重要。尽早拔除残根、残冠,积极治疗相邻乳牙根尖周炎,有利于早萌恒牙的继续发育。

第二节　牙齿萌出过迟

　　牙齿萌出期显著晚于正常萌出期,可以是个别牙迟萌,也可能是全部乳牙或恒牙迟萌。

一、乳牙萌出过迟

　　个别乳牙迟萌,多见于牙瘤或萌出间隙不足,妨碍牙齿萌出。全口或多数乳牙萌出过迟或萌出困难,就应考虑有无全身性疾病,如佝偻病、甲状腺功能减退、极度营养缺乏、先天梅毒或全身性骨硬化症等。长期不长第 1 个乳牙要考虑是否有先天缺牙的可能,可拍摄 X 线查明。

(一)诊断

　　(1)婴儿出生后超过 1 岁以上尚未长出第 1 个乳牙,超过 3 周岁乳牙还未完全萌出。

　　(2)X 线片显示乳牙胚埋伏在颌骨内,或先天缺失牙胚。同时可能发现牙瘤或萌出间隙不足等影响牙齿萌出的问题。

　　(3)全口或多数乳牙萌出过迟,多伴有其他的全身症状和体征,需要进行进一步的检查。

(二)治疗

　　(1)需要查明原因,由于牙瘤或萌出间隙不足导致的个别乳牙迟萌,可以手术摘除牙瘤或开窗助萌。

　　(2)由于全身性疾病引起的乳牙迟萌,需要进行针对性治疗,促进乳牙萌出。

二、恒牙萌出过迟

　　恒牙明显晚于正常萌出期,仍未能萌出。恒牙迟萌原因很多,常与乳牙滞留、乳牙早失及乳牙病变有关;多生牙、牙瘤或含牙囊肿也可造成恒牙萌出困难;遗传因素,如颅骨锁骨发育不全,为常染色体显性遗传,表现为牙槽骨重建困难,恒牙缺乏萌出动力;其他全身性疾病,如先天性甲状腺功能减退,全身发育迟缓,牙齿也会萌出过迟。

(一)诊断

　　(1)个别恒牙迟萌,检查常可见乳牙滞留、乳牙早失及乳牙根尖病变。

（2）乳牙过早丧失者，缺隙处的牙龈致密，恒牙萌出困难，常发生在上中切牙部位。

（3）乳尖牙和乳磨牙过早脱落，邻牙移位萌出间隙不足导致相应恒牙萌出过迟。

（4）全口牙位曲面体层X线检查，可以帮助发现多生牙、牙瘤或含牙囊肿等阻碍恒牙萌出的病因。

（5）多数恒牙迟萌，常伴有全身性疾病，如颅骨锁骨发育不全、先天性甲状腺功能减退等。

（二）治疗

（1）乳牙过早脱落，牙龈坚韧导致的恒牙迟萌，可以开窗切龈助萌。当恒牙切缘已突出牙槽嵴处到达龈下时，才是切龈指征。过早切龈，易形成瘢痕，使牙齿更不易萌出。

（2）由于牙瘤、多生牙或囊肿等阻碍恒牙萌出者，需手术摘除牙瘤、多生牙及囊肿等，待萌或正畸牵引复位。

（3）全身性疾病相关的恒牙迟萌，应查明原因，针对全身性疾病进行治疗。

三、牙齿异位萌出

牙齿异位萌出是指恒牙未在正常牙列位置萌出。多与颌骨发育不足，乳磨牙牙冠过大及恒牙萌出角度异常有关。

（一）诊断

（1）最常见于上颌尖牙和上颌第1恒磨牙，其次是下颌侧切牙、下颌第1恒磨牙及上颌中切牙（图7-2）。

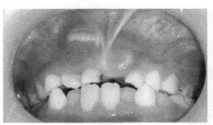

图7-2　牙齿异位萌出

（2）第1恒磨牙近中边缘阻生于第2乳磨牙远中牙颈部的下方。X线片显示第2乳磨牙远中根有弧形的吸收区，第1恒磨牙近中边缘嵌入吸收区，是第1恒磨牙牙移位萌出的诊断依据。

（3）恒尖牙异位萌出表现为侧切牙牙冠过度偏向远中或向唇舌侧倾斜，尖牙可能位于侧切牙的唇侧或腭侧，有时也会出现在第 1 前磨牙的唇侧或腭侧。X 线片检查可以帮助确诊。

（二）治疗

（1）第 1 恒磨牙异位萌出需判断是否为可逆性异位萌出。可逆性的异位萌出可以先观察，伴随着颌骨的发育在 7～8 岁前可自行解除。不可逆性异位萌出应积极治疗。

（2）近中牙尖阻挡不严重者，可采用分牙圈、分牙簧、结扎铜丝，解除近中牙尖锁结。

（3）阻挡较为严重者，可以制作上腭弓，推第 1 恒磨牙向远中。

（4）如果第 2 乳磨牙远中根完全吸收，近中根完好，可以截除第 2 乳磨牙远中冠，近中根及腭根根管充填，剩余牙冠修复，诱导第 1 恒磨牙萌出。

（5）如果第 2 乳磨牙根吸收无法保留，则拔除后，固定矫正器推磨牙向远中。

第三节　牙齿数目异常

牙齿数目异常表现为牙齿数目不足或数目过多。

一、牙齿数目不足

牙齿数目不足又称先天缺牙，按照缺失牙的数目，可分为个别牙缺失、多数牙缺失和先天无牙症。按照与全身疾病的关系，先天缺牙又可分为单纯型先天缺牙和伴综合征型先天缺牙。常见的伴综合征型先天缺牙有外胚叶发育不全综合征、Reiger 综合征等。

个别牙缺失的病因尚未明确，多数牙缺失多认为与遗传因素有关。

（一）症状

（1）个别或部分牙齿先天缺失。可发生在乳牙列和恒牙列，恒牙较乳牙多见。除第 3 磨牙外，最常见的缺牙是下颌第 2 前磨牙、上颌侧切牙、上颌第 2 前磨牙和下颌切牙。缺失牙不多时，无自主症状，较大间隙会影响美观。

（2）先天性无牙症者，咀嚼困难，影响美观。

(二)体征

(1)比正常牙齿数目少,出现牙齿散在间隙或咬合异常。

(2)伴综合征型先天缺牙、无牙症患者常伴有全身症状,如先天性外胚叶发育不全综合征,可伴有智力低下,皮肤干燥多皱纹,毛发稀疏、指甲发育不良,少汗或无汗,不能耐受高热。

(3)全口无牙者,无牙部位缺乏牙槽嵴,面部下1/3较短。

(4)常规拍摄曲面体层X线片检查以确定缺失牙的数目。

(三)鉴别诊断

后天牙齿早失:一般询问病史就可知道。牙齿萌出后,因外伤、牙周病、牙体疾病等导致牙齿早失。

(四)治疗

(1)缺失牙数量少,对咀嚼功能和美观影响不大时,可以不处理。

(2)多数牙先天缺失为了恢复咀嚼功能,促进颌面骨骼和肌肉的发育,可做活动性义齿修复体。

(3)修复体必须随患儿牙殆的生长发育和年龄的增长及时更换,待成年后再考虑永久性修复。

二、牙齿数目过多

牙齿数目过多常被称为多生牙。多生牙又称额外牙,是指超过正常牙数以外的牙齿。多生牙的病因至今仍未明确。

(一)症状

(1)萌出的牙齿形状异常,或口腔内牙齿数目较正常牙齿数目多。

(2)正常牙齿不能萌出,或牙列拥挤影响美观。

(二)体征

(1)多生牙可发生于颌骨的任何部位,最常见于上颌前牙区,可出现1个或多个多生牙(图7-3)。

(2)多生牙占据正常牙位,常导致正常恒牙发育和萌出障碍,表现为恒牙迟萌或阻生、乳牙滞留、邻牙扭转倾斜。

(3)多生牙的形态变异很多,多数呈较小的圆锥形、圆柱形、三角棱柱形,其次为数尖融合型、结节型,也有与正常牙形态相似的。

(4)大约有20%的多生牙埋伏于颌骨内不能萌出。

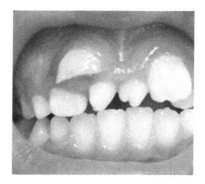

图 7-3 多生牙

（5）临床发现或怀疑有多生牙时，需要拍摄 X 线片明确诊断，并确定多生牙的数目和位置。常用的 X 线片有根尖片、全口牙位曲面体层 X 线片和 CBCT。

（三）鉴别诊断

（1）牙数正常的牙列拥挤：根据牙齿的形状、位置和数目即可分辨。

（2）正常牙位牙齿发育畸形：如锥形牙、过小牙等，需要通过拍全口牙位曲面体层 X 线片，结合临床检查区别。

（四）治疗

（1）萌出的多生牙应及时拔除，以有利于邻近恒牙的顺利萌出并减少恒牙错位。

（2）对埋伏的多生牙，如果影响恒牙胚的发育、萌出和排列，应尽早拔除，术中要避免损伤恒牙胚。

（3）如果埋伏的多生牙位置较深，不影响恒牙胚的发育，可以暂时不处理。需定期复查，如果发生囊性变，则及时行手术摘除。

第四节 牙齿结构异常

牙齿结构异常是反映在牙齿发育期间，机体的营养、代谢、严重全身性疾患等都能影响发育中的牙齿组织，造成发育不良，留下永久性的缺陷或痕迹。临床常表现为釉质发育不全、牙本质发育不全、氟牙症和先天性梅毒牙等。

一、釉质发育不全

釉质发育不全是牙釉质在发育过程中,受到某些全身性或局部性因素的影响而出现的釉质结构异常。全身性因素包括维生素和钙磷的缺乏、代谢障碍、佝偻病、手足搐搦症、内分泌病和高热等。乳牙根尖感染影响恒牙胚发育,导致恒牙釉质发育不全的局部因素。此外,还可能与遗传因素有关。

(一)症状

(1)发生在前牙影响美观,多数无自觉症状。

(2)并发龋齿时,可出现相应症状。

(二)体征

(1)出现在同一时期发育的牙齿,左右同名牙对称牙釉质颜色或结构发生改变。

(2)轻症:釉质形态正常,无实质缺损,牙面横纹明显,釉质呈白垩色且不透明,表面疏松粗糙,易于着色。

(3)重症:釉质有实质缺损,表面呈带状、窝状,严重者整个牙面呈蜂窝状,甚至无釉质覆盖(图7-4)。

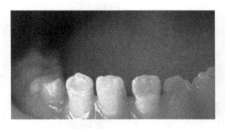

图 7-4　牙釉质发育不全

(三)鉴别诊断

(1)氟牙症:多见于恒牙,少见于乳牙,多数牙受累,有地区流行性。

(2)四环素着色牙:妊娠妇女、婴幼儿期有服用四环素类药物史,以牙齿变色为主,乳恒牙均可受累。

(四)治疗

(1)轻症可不处理,主要注意保持口腔卫生。

(2)重症可做复合树脂修复、贴面或瓷冠修复。

(3)并发龋齿应及时充填治疗。

二、遗传性牙本质发育不全

遗传性牙本质发育不全是一种常染色体显性遗传疾病。可以在一个家族的几代人中连续出现,男女都可患病。

(一)症状

(1)牙齿萌出时即可发现颜色或结构异常,全口牙齿颜色异常影响美观,一般无自觉症状。

(2)全口牙齿磨损明显,影响咀嚼功能。

(二)体征

(1)乳牙和恒牙均可发生,乳牙的病损表现更为严重。

(2)主要表现为牙本质病损,牙釉质基本正常,全口牙齿呈半透明的灰蓝色、棕黄或棕红色,或琥珀色。

(3)全口牙齿磨损明显,牙齿萌出不久,切缘或𬌗面釉质易因咀嚼而磨耗或剥离,牙冠变短,牙本质没有小管。

(4)临床可分为3个亚型。①Ⅰ型:伴有骨骼发育不全,身材矮小和骨质疏松,易发生骨折和骨关节畸形。部分患者巩膜蓝染,进行性听力丧失。②Ⅱ型牙本质发育不全又称遗传性乳光牙本质:不伴有骨骼发育不全的表现。③Ⅲ型牙本质发育不全:牙齿空壳状和多发性露髓,牙本质很薄,极易磨损后露出髓腔而发生根尖周炎症。X线片显示牙本质很薄,牙根发育不足,在釉质和牙骨质处有一层很薄的牙本质,宛如空壳。

(三)X线检查

(1)Ⅰ型和Ⅱ型牙齿变化基本相同,X线片显示牙髓腔狭小或完全没有髓腔,牙根短小。

(2)Ⅲ型牙本质发育不全:X线片显示牙本质很薄,牙根发育不足,在釉质和牙骨质处有一层很薄的牙本质,宛如空壳。

(四)鉴别诊断

(1)氟牙症:多见于恒牙,少见于乳牙,多数牙受累,有地区流行性。

(2)四环素着色牙:妊娠妇女、婴幼儿期有服用四环素类药物史,以牙齿变色为主,乳恒牙均可受累。

(五)治疗

(1)原则是防止牙齿过度磨耗,维持牙齿功能,改善美观。

(2)乳牙Ⅰ型和Ⅱ型牙本质发育不全,没有症状时可暂不治疗。

(3)牙冠外形明显异常时,后牙可以全冠修复,前牙可采用树脂贴面修复。

(4)出现牙髓炎及根尖周炎时,需做相应的根管治疗。

三、氟牙症

氟牙症又称斑釉或氟斑牙,是一种特殊类型的釉质发育不全,也是一种地方性的慢性氟中毒症状。氟是人体必要的元素之一,但过多则会引起中毒。氟牙症主要原因是在牙齿发育期摄入过多的氟,损害了牙胚的成釉细胞,使釉质的形成和矿化发生障碍,导致釉质发育不全。氟主要来源于饮水和周围环境。7岁前有在高氟地区生活史。

(一)症状

(1)多数牙呈白垩色,影响美观,一般无自觉症状。

(2)并发龋齿时,可出现相应症状。

(二)体征

(1)主要发生于恒牙,乳牙因有胎盘屏障很少受累。

(2)同一时期发育的牙齿,牙釉质表面呈现白垩色状、黄褐色斑块或牙冠完全呈黄褐色或褐色。轻者釉质表面凹凸不平,严重者可伴有釉质发育不全、釉质剥落。

(3)临床根据牙齿受累程度分为3种类型。①轻度:牙齿表面1/2以下有白垩状斑块,可有少量散在的浅表凹陷,探诊坚硬。②中度:牙齿表面超过1/2有黄褐色或棕色斑块。③重度:全口牙的整个牙面出现白垩或黄褐色斑块,同时伴有缺损,如蜂窝状,失去正常牙齿形态。

(4)重症患者可伴有氟骨症,即全身骨质变化,关节疼痛,背驼腰弯,甚至瘫痪。

(三)鉴别诊断

(1)釉质发育不全:个别人出现,无地区流行性。

(2)四环素着色牙:无地区流行性,有早期服用四环素类药物史。

(四)治疗

(1)仅有着色无缺损者,可以选择漂白脱色。

(2)有缺损者,可以采用釉质微量磨除,树脂修复。

(3)重度患者可以用贴面修复或全冠修复。

（五）预防

氟斑牙根本在于预防。其主要措施是改换含氟低的饮用水源，提高饮用水的质量和改善高氟环境。

四、先天梅毒牙

先天梅毒牙是指在胚胎发育后期和出生后一年内牙胚受到梅毒螺旋体侵害而造成的牙釉质和牙本质发育不全。母亲感染梅毒后，梅毒螺旋体导致胎儿发生梅毒性炎症，引起牙齿发育障碍。

（一）症状

牙齿形状异常，一般无自觉症状。

（二）体征

（1）主要表现为上中切牙呈半圆形或桶状，切缘窄且中央有半月形凹陷。

（2）第 1 恒磨牙呈现桑葚状或花蕾状。

（3）可能伴有听力或视力障碍。双亲之一有梅毒病史。检查患者梅毒血清康-瓦反应阳性。

（三）治疗

对形态异常的牙齿可采用复合树脂修复、嵌体修复或全冠修复。

（四）预防

重点是预防，患有梅毒的母亲在妊娠 4 个月内用抗生素进行抗梅毒治疗，可以预防婴儿先天梅毒的发生。

五、萌出前牙冠内病损

萌出前牙冠内病损是指尚未萌出或部分萌出的恒牙牙冠缺陷。病因尚不清楚，可能与乳牙的根尖炎症、牙本质发育异常或吸收有关。

（一）诊断

（1）通常为单发，偶有 2 颗以上牙齿发生病损，好发于第 1 和第 2 恒磨牙。

（2）一般无明显自觉症状。

（3）通常在 X 线片上偶然发现尚未萌出或部分萌出的恒牙牙冠部牙本质内透影区，有时也出现根尖病变。

（4）外科切开后看见牙冠内有黄褐色软化组织。

（二）治疗

（1）治疗原则与龋齿治疗基本相同。

（2）早期发现时要注意观察 X 线片，确定病损是进展性还是静止性，如果是进展性，早期外科手术暴露充填，避免影响牙髓。

（3）静止性病损可以观察，定期复查，待患牙萌出再治疗。

第五节　牙齿形态异常

牙齿形态异常是由受到遗传因素和环境因素的影响导致的牙齿形态变异。常见的牙齿形态异常有锥形牙、弯曲牙、双牙畸形、畸形中央尖、畸形舌窝和畸形舌尖、过大牙、过小牙等。

一、过大牙

过大牙指牙齿的形状正常，但大于正常牙齿。个别牙过大病因尚不清楚，与遗传和环境因素有关。普遍性牙过大常与脑垂体功能亢进（巨人症）有关。

（一）诊断

（1）牙形状与正常牙相似，但体积明显过大。

（2）多见于上颌中切牙。

（3）普遍性牙过大，可伴有牙齿缺失、埋伏牙、牙髓钙化等。

（二）治疗

对健康无影响，可以不做处理。为美观要求，过大牙可适当调磨。

二、过小牙及锥形牙

过小牙指小于正常的牙齿，多与遗传有关。普遍性牙过小常与脑垂体功能低下（侏儒症）有关。圆锥形的过小牙又称为锥形牙。

（一）诊断

（1）体积小于正常牙，通常形态为圆锥形，出现牙间隙。

（2）多见于上颌侧切牙。

（3）若为综合征的一种表现，还会有口腔或全身其他异常表现，如外胚叶发育不全。

(4)需要拍摄 X 线片与多生牙鉴别,多生牙常表现为锥形牙。

(二)治疗

对健康无影响,可以不做处理。如影响美观,可做树脂修复或冠修复。多生牙则需要拔除。

三、弯曲牙

弯曲牙牙冠和牙根形成一定的弯曲度。多见于上颌恒切牙。主要是由于乳牙外伤,嵌入正在发育的恒牙胚,使其方向改变形成角度。也可因为乳牙慢性根尖周炎或多生牙阻挡恒牙萌出导致牙根弯曲。

(一)诊断

(1)因牙齿弯曲萌出困难或不能自行萌出。患儿常因乳牙迟迟不脱落或乳牙脱落后恒牙不萌出而就诊。

(2)有时出现牙齿异位萌出,如从唇黏膜向前萌出,造成创伤性溃疡。

(3)X 线片检查发现牙齿冠根形成一定的角度,可确诊。

(二)治疗

(1)牙冠正常萌出,不影响美观及功能可保留。

(2)牙根未发育完成的,可以考虑手术开窗,加正畸牵引复位。

(3)牙根弯曲严重,无法保留则须拔除。

四、双牙畸形

双牙畸形指两个牙胚融合或结合为一体的牙齿形态畸形,包括融合牙、双生牙及结合牙 3 种类型。

(一)融合牙

融合牙是在牙齿发育期间,两个正常牙胚的牙釉质和牙本质融合在一起(图 7-5),有遗传倾向。

(1)乳牙及恒牙均可出现融合,乳牙列更多见。常见下颌乳中切牙和侧切牙,或乳侧切牙和乳尖牙融合。

(2)可以表现为:冠融合,根分离;根融合,冠分离;冠根完全融合。髓腔可能是一个,也可能是两个分开的,但两个牙的牙本质是相连的。

(3)融合线的部位易发生龋齿。

(4)需要拍摄 X 线片检查恒牙胚情况,有时会出现继承恒牙胚缺失。

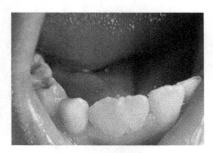

图 7-5 融合牙

（二）双生牙

双生牙是指成釉器内陷形成牙冠完全或不完全分开，但有一个共同牙根的畸形牙齿。

（1）乳牙列及恒牙列均可发生。

（2）双生乳牙常伴有继承恒牙胚缺失。

（3）牙齿根尖 X 线片或全口牙位曲面体层 X 线片可确诊。

（三）结合牙

结合牙是两个或两个以上基本发育完成的牙齿，由增生的牙骨质将其结合在一起而成。常因外伤或拥挤导致两个牙根靠拢结合。

（1）可发生在牙齿萌出前或萌出后。

（2）与融合牙区别在于牙本质完全分开，牙骨质结合。

（3）牙齿根尖 X 线片或全口牙位曲面体层 X 线片可确诊。

（四）治疗

（1）双牙畸形对牙列没有影响，可不做处理。

（2）由于形态异常影响美观，可用光固化树脂修复。

（3）两牙分开或结合处不规则的沟窝容易龋坏，可做窝沟封闭或预防性充填。

五、畸形中央尖

中央尖是指在前磨牙的中央窝处，或接近中央窝的颊尖三角脊上，突起一个圆锥形牙尖。常染色体显性遗传，与种族有关，主要发生在蒙古血统的人种里。

（一）症状

（1）一般中央尖无自主症状。

（2）中央尖过高,高过咬合面时可妨碍咬合。

（3）过高过细的中央尖易折断,导致牙髓炎、根尖炎,出现牙髓炎、根尖炎相应症状。

（二）体征

（1）最好发于下颌第2前磨牙,其次为下颌第1前磨牙、上颌第2前磨牙、上颌第1前磨牙。

（2）牙齿的咬合面中央尖细或圆钝或结节状牙尖,高度1～3 mm。有时看不见中央尖,但可见咬合面中央环状痕迹,是中央尖折断所致。

（3）中央尖折断导致无龋性牙髓炎、根尖炎时,会有牙齿变色,冷热刺激征,叩痛等。

（4）X线检查可见凸向中央尖的过高髓角,慢性根尖炎可有根尖阴影。

（三）鉴别诊断

前磨牙咬合面的龋,可通过X线片检查,鉴别有无牙髓腔形态异常。

（四）治疗

（1）低而圆钝的中央尖,不影响咬合的,可不做处理,让其自行磨损。

（2）尖细的中央尖可采取分次磨除法或充填法。分次磨除每次不超过0.5 mm,每4～6周一次。

（3）髓角较高的牙因易露髓不能分次磨除,应行局麻,下一次磨除中央尖直接盖髓充填。也可在中央尖周围用树脂加固防止折断。

（4）若年轻恒牙发生早期牙髓炎,可做活髓切断术。

（5）已发生根髓炎症或根尖炎症的年轻恒牙,牙根尚未发育完,需做根尖诱导成形术,促进根尖发育。

（6）牙根过短且根尖周病变范围过大的患牙,可以拔除。

六、牙内陷

牙内陷是牙齿发育时期成釉器出现皱褶,向内陷入牙乳头中形成的窝状畸形。临床根据内陷的程度和形态分为:畸形舌侧窝,畸形舌侧沟,畸形舌侧尖及牙中牙。主要原因是遗传因素的影响,机械压力也可造成牙齿形态的变异。

（一）症状

（1）畸形舌窝无自觉症状。

（2）畸形舌尖过高达咬合面时,则妨碍咬合。

（3）畸形舌尖折断或畸形舌窝龋坏时，可出现疼痛等龋齿、牙髓炎及根尖炎症状。

（二）体征

（1）最多见于上颌侧切牙，其次为上颌中切牙，偶发于尖牙。

（2）畸形舌尖突表现为圆锥形或尖形突起，有时易折断（见图7-6）。

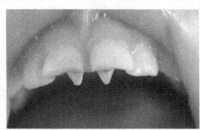

图 7-6　畸形舌侧尖

（3）畸形舌侧窝为深浅不等凹陷，易发生龋齿。内陷形成畸形舌窝。

（4）畸形舌侧沟有裂沟越过舌隆突，严重时可延伸至根尖。

（5）牙中牙是釉质内陷比较严重的畸形。X线片可见牙冠中央内陷的空腔形似大牙中包含的小牙。龋坏时极易进展到牙髓。

（6）并发龋齿或牙髓炎时，会有牙齿变色、冷热刺激征、叩痛等。

（7）伴有根尖周炎时可有局部肿胀及牙齿松动。

（三）鉴别诊断

牙齿舌侧的龋，可通过X线片检查，有无牙髓腔形态异常。

（四）治疗

（1）畸形舌尖如不妨碍咬合可不处理，如妨碍咬合可早期局麻下去除舌尖，做间接盖髓或直接盖髓术。

（2）畸形舌尖折断或畸形舌窝龋坏导致牙髓炎或根尖炎可做根管治疗术。

（3）畸形舌窝的牙齿应早期进行窝沟封闭或预防性充填，如有龋齿发生应及时充填。

（4）如年轻恒牙发生牙髓炎，需做根尖诱导成形术。

第八章　牙体慢性损伤

第一节　磨　牙　症

睡眠时有习惯性磨牙或清醒时有无意识的磨牙习惯称为磨牙症。

一、病因

磨牙症的病因虽然至今尚未明确,但与下列因素有关。

(一)精神因素

口腔具有表示紧张情绪的功能。患者的惧怕、愤怒、敌对、抵触等情绪,若因某种原因难以表现出来,这些精神因素,特别是焦虑、压抑、情绪不稳等可能是磨牙症病因的重要因素之一。

(二)殆因素

神经紧张的个体中,任何殆干扰均可能是磨牙症的触发因素。磨牙症患者的殆因素多为正中殆早接触,即牙尖交错位殆干扰,以及侧方殆运动时非工作侧的早接触。临床上,用调殆的方法也能成功地治愈部分磨牙症。殆因素是口腔健康的重要因素,但是否为引起磨牙症的媒介尚有争议。

(三)中枢神经机制

目前,有趋势认为磨牙与梦游、遗尿、噩梦一样,是睡眠中大脑部分唤醒的症状,是一种与白天情绪有关的中枢源性的睡眠紊乱,由内部或外部的、心理或生理的睡眠干扰刺激所触发。

(四)全身其他因素

与寄生虫有关的胃肠功能紊乱、儿童营养缺乏、血糖及血钙浓度、内分泌紊乱、变态反应等都可能成为磨牙症的发病因素。有些病例表现有遗传因素。

（五）职业因素

汽车驾驶员、运动员，要求精确性较高的工作人群，如钟表工，均有发生磨牙症的倾向。

二、临床表现

患者在睡眠时或清醒时下意识地做典型的磨牙动作，可伴有嘎嘎响声。磨牙症可引起牙齿𬌗面和邻面的严重磨损，可出现牙磨损并发的各种病症。顽固性磨牙症会导致牙周组织破坏、牙齿松动或移位、牙龈退缩、牙槽骨丧失。磨牙症还能引起颞下颌关节功能紊乱症、颌骨或咀嚼肌的疲劳或疼痛、面痛、头痛并向耳部、颈部放散。疼痛为压迫性和钝性，早晨起床时尤为显著。

三、治疗原则

（一）除去致病因素

心理治疗，调𬌗，治疗与磨牙症发病有关的全身疾病等。

（二）对症治疗

治疗因磨损引起的并发症。

（三）其他治疗

对顽固性病例应制作𬌗垫，定期复查。

第二节 牙体磨损

单纯的机械摩擦作用造成牙体硬组织缓慢、渐进性地丧失称为磨损。在正常咀嚼过程中，随年龄的增长，牙齿𬌗面和邻面由于咬合而发生的均衡的磨耗称为生理性磨损，牙齿组织磨耗的程度与年龄是相称的。临床上，常由正常咀嚼以外的某种因素引起个别牙或一组牙，甚至全口牙齿的磨损不均或过度磨损，称为病理性磨损。

一、病因

(一)牙齿硬组织结构不完善

发育和矿化不良的釉质与牙本质易出现磨损。

(二)殆关系不良,殆力负担过重

无殆关系的牙齿不发生磨损,甚至没有磨耗;深覆殆、对刃殆或有殆干扰的牙齿磨损重。缺失牙齿过多或牙齿排列紊乱可造成个别牙或一组牙负担过重而发生磨损。

(三)硬食习惯

多吃粗糙、坚硬食物的人,如古代人、一些少数民族,全口牙齿磨损较重。

(四)不良习惯

工作时咬紧牙或以牙咬物等习惯可造成局部或全口牙齿的严重磨损或牙齿特定部位的过度磨损。

(五)全身性疾病

如胃肠功能紊乱、神经官能症或内分泌紊乱等,导致的咀嚼肌功能失调而造成牙齿磨损过度;唾液内黏蛋白含量减少,降低了其对牙面的润滑作用而使牙齿磨损增加。

二、病理

因磨损而暴露的牙本质小管内成牙本质细胞突逐渐变性,形成死区或透明层,相应部位近髓端有修复性牙本质形成,牙髓发生营养不良性变化。修复性牙本质形成的量,依牙本质暴露的面积、时间和牙髓的反应而定。

三、临床表现及其并发症

(一)磨损指数

测定牙齿磨损指数已提出多种,其中较完善和适合临床应用的是 Smith BGN 和 Knight JK(1984)提出的,包括牙齿的殆、颊(唇)、舌面、切缘及牙颈部的磨损程度在内的牙齿磨损指数(5 度)。

0 度:釉面特点未丧失,牙颈部外形无改变。

1 度:釉面特点丧失,牙颈部外形丧失极少量。

2 度:釉质丧失,牙本质暴露少于表面积的 1/3,切缘釉质丧失,刚暴露牙本质,牙颈部缺损深度在1 mm以内。

3 度:釉质丧失,牙本质暴露多于牙面的 1/3,切缘釉质和牙本质丧失,但尚未暴露牙髓和继发牙本质,牙颈部缺损深达1~2 mm。

4度:釉质完全丧失,牙髓暴露或继发牙本质暴露,切缘的牙髓或继发牙本质暴露,牙颈部缺损深度>2 mm。

(二)临床表现和并发症

随着磨损程度的增加,可出现不同的症状。

(1)釉质部分磨损:露出黄色牙本质或出现小凹面。一些磨损快、牙本质暴露迅速的病例可出现牙本质过敏症。

(2)当釉质全部磨损后:𬌗面除了周围环是半透明的釉质外,均为黄色光亮的牙本质(图8-1)。牙髓可因长期受刺激而发生渐进性坏死或髓腔闭锁;亦可因磨损不均而形成锐利的釉质边缘和高陡牙尖,如上颌磨牙颊尖和下颌磨牙舌尖,使牙齿在咀嚼时受到过大的侧方𬌗力产生𬌗创伤;或因充填式牙尖造成食物嵌塞,发生龈乳头炎,甚至牙周炎;过锐的牙尖和边缘还可能刺激颊、舌黏膜,形成黏膜白斑或压疮性溃疡。

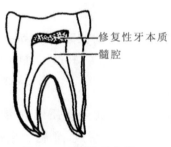

修复性牙本质
髓腔

图8-1 𬌗面釉质磨损

(3)牙本质继续迅速磨损,可使髓腔暴露,引起牙髓病和根尖周病。

(4)全口牙齿磨损严重,牙冠明显变短,颌间距离过短可导致颞下颌关节病变和关节后压迫症状。

四、防治原则

(1)去除病因:如改正不良习惯、调𬌗、修复缺失牙及治疗引起磨损的全身疾病等。

(2)对症治疗:磨损引起的牙本质过敏症可行脱敏治疗。

(3)个别牙齿重度磨损与对𬌗牙之间有空隙的,深的小凹面用充填法治疗;牙齿组织缺损严重者可在牙髓治疗后用高嵌体或全冠修复。

(4)多个牙齿重度磨损可用𬌗垫适当抬高颌间距离。

第三节　楔　状　缺　损

牙齿的唇、颊或舌面牙颈部的硬组织在某些因素长期作用下逐渐丧失,形成楔状缺损。

一、病因

楔状缺损的发生和发展与下列因素有关。

(一)不恰当的刷牙方法

唇(颊)侧牙面的横刷法是导致楔状缺损的主要因素之一。其根据为:①此病不见于动物;②少发生在牙的舌面;③不刷牙者很少发生楔状缺损;④离体实验横刷牙颈部可以制造典型的楔状缺损,且为旋转法刷牙所造成牙体组织磨损量的2倍以上。

(二)牙颈部结构

牙颈部釉牙骨质交界处是整个牙齿中釉质和牙骨质覆盖量最少或无覆盖的部位,为牙体结构的薄弱环节,加之牙龈在该处易发生炎症和萎缩,故该部位耐磨损力最低。

(三)酸的作用

龈沟内的酸性环境可使牙颈部硬组织脱矿,受摩擦后易缺损。唾液腺的酸性分泌物、喜吃酸食、唾液 pH 的变化、胃病反酸等均与缺损的发生有关。

(四)应力疲劳

牙齿萌出至建立咬合关系后,即开始承受咀嚼压力。根据断裂力学理论,牙齿硬组织中长期应力集中的部位可以产生应力疲劳微裂,导致硬组织的损伤甚至断裂。已有生物力学研究证实,当给牙齿与牙长轴呈 45°角方向的载荷时,颊侧颈部应力集中系数最大;模拟𬌗力疲劳的人牙离体实验已证明在实验牙颊舌向纵剖面的颊半侧颈部牙本质中,用扫描电镜见到多条方向一致的细微裂纹,而其他处无类似发现;该实验还表明横刷牙、酸蚀和𬌗力疲劳三因素作用的积累与协同导致了实验性楔状缺损的发生,其中𬌗力因素对楔形缺损的形成和加深起了重要的作用。临床研究结果证实楔状缺损的患病与咬合力的增加和积累关系密切,与患牙承受水平殆力和创伤殆力关系密切。

二、临床表现

(1)多见于中年以上患者的前磨牙区,其次是第 1 磨牙和尖牙。有时范围涉及第 2 恒磨牙以前的全部牙齿,常见邻近数个牙齿,且缺损程度可不相同。偶见年轻患者单个牙齿的楔状缺损,均伴有该患牙的殆干扰。中老年人中,该病的发病率可达 60%~90%。

(2)缺损多发生在颊、唇侧,少见于舌侧。调查资料表明老年人中,舌侧缺损的患病率达15.2%,好发牙位是第1、第 2 磨牙。

(3)楔状缺损由浅凹形逐渐加深,表面光滑、边缘整齐,为牙齿本色。

(4)楔状缺损达牙本质后,可出现牙本质过敏症,深及牙髓时可引起牙髓和根尖周病。缺损过多可导致牙冠折断。

三、防治原则

(一)消除病因

检查殆干扰并行调整,改正刷牙方法。

(二)纠正环境

纠正口腔内的酸性环境改变饮食习惯,治疗胃病,用弱碱性含漱液漱口,如2%小苏打溶液。

(三)修复缺损

患牙出现缺损必须进行修复,粘接修复效果好。

(四)对症治疗

出现其他病症应进行相应的治疗。

第四节 酸 蚀 症

酸蚀症是牙齿受酸侵蚀,硬组织发生进行性丧失的一种疾病。20 世纪,酸蚀症主要指长期与酸雾或酸酐接触的工作人员的一种职业病。随着社会进步和劳动条件的改善,这种职业病明显减少。近十几年来,饮食习惯导致的酸蚀症上升,由饮食酸引起的青少年患病率增高已引起了人们的重视。反酸的胃病患者,牙齿亦可发生类似损害。

一、病因

酸蚀症的致病因素主要是酸性物质对牙组织的脱矿作用,而宿主的因素可以影响酸性物质导致酸蚀症的作用。有发病情况的调查研究发现无论饮食结构如何,酸蚀症仅发生于易感人群。

(一)酸性物质

1.饮食酸

酸性饮料(如果汁和碳酸饮料)的频繁食用,尤其是青少年饮用软饮料日趋增加。饮食酸包括果酸、柠檬酸、碳酸、乳酸、醋酸、抗坏血酸和磷酸等弱酸。酸性饮料 pH 常低于5.5,由于饮用频繁,牙面与酸性物质直接接触时间增加导致酸蚀症。

2.职业相关酸性物质

工业性酸蚀症曾经发生在某些工厂,如化工、电池、电镀、化肥等工厂空气中的酸雾或酸酐浓度超过规定标准,致使酸与工人牙面直接接触导致职业性酸蚀症。盐酸、硫酸和硝酸是对牙齿危害最大的三类酸。其他酸,如磷酸、醋酸、柠檬酸等,酸蚀作用较弱,主要集聚在唇侧龈缘下釉牙骨质交界处或牙骨质上。接触的时间越长,牙齿破坏越严重。与职业相关的酸蚀症,如游泳运动员在氯气处理的游泳池中游泳,因为 Cl_2 遇水产生 HClO 和 HCl,可发生牙酸蚀症;还如职业品酒员因频繁接触葡萄酒(pH:3~3.5)发生酸蚀症等。

3.酸性药物

口服药物,如补铁药、口嚼维生素 C、口嚼型阿司匹林及患胃酸缺乏症的患者用的替代性盐酸等的长期服用均可造成酸蚀症。某种防牙石的漱口液(含EDTA)也可能使牙釉质表面发生酸蚀。

4.胃酸

消化期胃液含 0.4% 盐酸。胃病长期反酸、呕吐及慢性酒精中毒者的胃炎和反胃均可形成后牙舌面和腭面的酸蚀症,有时呈小点状凹陷。

(二)宿主因素

1.唾液因素

口腔环境中,正常分泌的唾液和流量对牙表面的酸性物质有缓冲和冲刷作用。如果这种作用能够阻止牙表面 pH 下降到 5.5 以下,可以阻止牙酸蚀症发生。如果唾液流率和缓冲能力降低,如头颈部放疗、唾液腺功能异常或长期服用镇静药、抗组胺药等,则牙面接触酸性物质发生酸蚀症的可能性就更大。

2.生活方式的改变

酸性饮食增多的生活习惯,尤其是在儿童时期就建立的习惯,或临睡前喝酸性饮料的习惯是酸蚀症发生的主要危险因素。剧烈的体育运动导致脱水和唾液流率下降,加上饮用酸性饮料可对牙造成双重损害。

3.刷牙因素

刷牙的机械摩擦作用加速了牙面因酸脱矿的牙硬组织缺损,是酸蚀症形成的因素之一。对口腔卫生的过分关注,如频繁刷牙,尤其是饭后立即刷牙,可能加速酸蚀症的进展。

4.其他因素

咬硬物习惯或夜磨牙等与酸性物质同时作用,可加重酸蚀症。

二、临床表现

前牙唇面釉质的病变缺损(以酸性饮料引起的酸蚀症为例)可分为 5 度(图 8-2)。

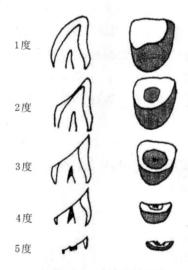

图 8-2　酸蚀症的程度

1度:仅牙釉质受累。唇、腭面釉质表面横纹消失,牙面异样平滑、呈熔融状、吹干后色泽晦暗;切端釉质外表熔融状、咬合面牙尖圆钝、外表熔融状、无明显实质缺失。

2度：仅牙釉质丧失。唇、腭面牙釉质丧失、牙表面凹陷、凹陷宽度明显大于深度；切端沟槽样病损；咬合面牙尖或沟窝的杯口状病损。

3度：牙釉质和牙本质丧失，牙本质丧失面积小于牙表面积的1/2。唇、腭面牙釉质牙本质丧失、切端沟槽样病损明显、唇面观切端透明；咬合面牙尖或沟窝的杯口状病损明显或呈弹坑状病损。

4度：牙釉质和牙本质丧失，牙本质丧失面积大于牙表面积的1/2。各牙面的表现同"3"度所描述，范围扩大加深，但尚未暴露继发牙本质和牙髓。

5度：①釉质大部丧失，牙本质丧失至继发牙本质暴露或牙髓暴露，牙髓受累。②酸蚀患牙对冷、热和酸刺激敏感。③酸蚀3～4度已近髓腔或牙髓暴露，可继发牙髓炎和根尖周病。④与职业有关的严重患者，牙感觉发木、发酸，并可伴有其他口腔症状，如牙龈出血、牙齿咀嚼无力、味觉减退，以及出现全身症状，如结膜充血、流泪、畏光、皮炎、呼吸道炎症、嗅觉减退、食欲缺乏、消化障碍。

三、防治原则

(一)对因治疗

改变不良的生活习惯、改善劳动条件、治疗有关的全身疾病。

(二)个人防护

与职业有关的患者使用防酸口罩，定期用3％的小苏打溶液漱口，用防酸牙膏刷牙。

(三)对症治疗

对牙齿敏感症、牙髓炎和根尖周病的治疗。

(四)牙体缺损

可用复合树脂修复或桩冠修复。

第五节 牙 隐 裂

未经治疗的牙齿硬组织由于物理因素的长期作用而出现的临床不易发现的细微裂纹，称为牙微裂，习惯称其为牙隐裂。牙隐裂是导致成年人牙齿劈裂，继而牙齿丧失的一种主要疾病。

一、病因

(一)牙齿结构的薄弱环节

正常人牙齿结构中的窝沟和釉板均为牙齿发育遗留的缺陷区,不仅本身的抗裂强度最低,而且是牙齿承受正常殆力时应力集中的部位,因此是牙隐裂发生的内在条件。

(二)牙尖斜面牙齿

在正常情况下,即使受到应力值最小的 0°轴向力时,由于牙尖斜面的存在,在窝沟底部同时受到两个方向相反的水平分力作用,即劈裂力的作用。牙尖斜度越大,所产生的水平分力越大。因此,承受力部位的牙尖斜面是隐裂发生的易感因素。

(三)创伤性殆力

随着年龄的增长,可由于牙齿磨损不均出现高陡牙尖,正常的咀嚼力则变为创伤性殆力。原来就存在的窝沟底部劈裂力量明显增大,致使窝沟底部的釉板可向牙本质方向加深加宽,这是微裂纹的开始。在殆力的继续作用下,裂纹逐渐向牙髓方向加深。创伤性殆力是牙隐裂发生的重要致裂因素。

(四)温度作用

釉质和牙本质的膨胀系数不同,在长期的冷热温度循环下,可使釉质出现裂纹。这点可解释与咬合力关系较小的牙面上微裂的发生。

二、病理

隐裂起自窝沟底或其下方的釉板,随殆力作用逐渐加深。牙本质中微裂壁呈底朝殆面的三角形,其上牙本质小管呈多向性折断,有外来色素与荧光物质沉积。该陈旧断面在微裂牙完全劈裂后的裂面上,可与周围的新鲜断面明显区分。断面及其周边常可见牙本质暴露和并发龋损。

三、临床表现

(1)牙隐裂好发于中老年患者的磨牙殆面,以上颌第 1 磨牙最多见。

(2)最常见的主诉为较长时间的咀嚼不适或咬合痛,病史长达数月甚至数年。有时咬在某一特殊部位可引起剧烈疼痛。

(3)隐裂的位置磨牙和前磨牙殆面细微微裂与窝沟重叠,如磨牙和前磨牙的中央窝沟,上颌磨牙的舌沟,向一侧或两侧延伸,越过边缘嵴。微裂方向多为殆面的近远中走行,或沿一主要承受颌力的牙尖,如上颌磨牙近中舌尖附近的窝沟走行。

(4)检查所见患牙多有明显磨损和高陡牙尖,与对颌牙咬合紧密,叩诊不适,侧向叩诊反应明显。不松动但功能动度大。

(5)并发疾病微裂纹达牙本质并逐渐加深的过程,可延续数年,并出现牙本质过敏症、根周膜炎、牙髓炎和根尖周病。微裂达根分歧部或牙根尖部时,还可引起牙髓-牙周联合病变,最终可导致牙齿完全劈裂。

(6)患者全口𬌗力分布不均,患牙长期𬌗力负担过重,即其他部位有缺失牙、未治疗的患牙或不良修复体等。

(7)X线片可见到某部位的牙周膜间隙增宽,相应的硬骨板增宽或牙槽骨出现 X 线透射区,也可以无任何异常表现。

四、诊断

(一)病史和早期症状

表现为较长期的咬合不适和咬在某一特殊部位时的剧烈疼痛。

(二)叩诊

分别对各个牙尖和各个方向的叩诊可以帮助患牙定位,叩痛显著处则为微裂所在位置。

(三)温度测试

当患牙对冷敏感时,以微裂纹处最显著。

(四)裂纹的染色检查

2%～5%碘酊溶液或其他染料类药物可使已有的裂纹清晰可见。

(五)咬楔法

将韧性物,如棉签或小橡皮轮,放在可疑微裂处作咀嚼运动时,可以引起疼痛。

五、防治原则

(一)对因治疗

调整创伤性𬌗力,调磨过陡的牙尖。注意全口的𬌗力分布,要尽早治疗和处理其他部位的问题,如修复缺失牙等。

（二）早期微裂的处理

微裂仅限于釉质或继发龋齿时，如牙髓尚未波及，应作间接盖髓后复合树脂充填，调𬌗并定期观察。

（三）对症治疗

出现牙髓病、根尖周病时应做相应处理。

（四）防止劈裂

在做牙髓治疗的同时，应该大量调磨牙尖斜面，永久充填体选用复合树脂为宜。如果微裂为近远中贯通型，应同时做钢丝结扎或戴环冠，防止牙髓治疗过程中牙冠劈裂。多数微裂牙单用调𬌗不能消除劈裂性的力量，所以在对症治疗之后，必须及时做全冠保护。

第六节　牙　根　纵　裂

牙根纵裂系指未经牙髓治疗的牙齿根部硬组织在某些因素作用下发生与牙长轴方向一致的、沟通牙髓腔和牙周膜间隙的纵向裂缝。该病由我国首先报道。

一、病因

本病病因尚不完全清楚，其发病与以下因素密切相关。

（一）创伤性𬌗力及应力疲劳

临床资料表明，患牙均有长期负担过重史，大多数根纵裂患者的牙齿磨损程度较正常人群严重，𬌗面多有深凹存在。加上邻牙或对侧牙缺失，使患牙较长时期受到创伤性𬌗力的作用；根纵裂患者光𬌗分析结果证实，患牙在正中𬌗时承受的接触𬌗力明显大于其他牙；含根管系统的下颌第1磨牙三维有限元应力分析表明，牙齿受偏离生理中心的力作用时，其近中根尖处产生较大的拉应力，且集中于近中根管壁的颊舌面中线处。长期应力集中部位的牙本质可以发生应力疲劳微裂，临床根纵裂最多发生的部位正是下颌第1磨牙拉应力集中的这个特殊部位。

（二）牙根部发育缺陷及解剖因素

临床有 25%～30% 的患者根纵裂发生在双侧同名牙的对称部位,仅有程度的不同。提示有某种发育上的因素。上颌第 1 磨牙近中颊根和下颌第 1 磨牙近中根均为磨牙承担𬌗力较重而牙根解剖结构又相对薄弱的部位,故为根纵裂的好发牙根。

（三）牙周组织局部的慢性炎症

临床资料表明,牙根纵裂患者多患成人牙周炎,虽然患者牙周炎程度与患牙根纵裂程度无相关关系,但患牙牙周组织破坏最重处正是根纵裂所在的位点。大多数根纵裂一侧有深及根尖部的狭窄牙周袋,表明患牙牙周组织长期存在的炎症对根纵裂的发生、发展及并发牙髓和根尖周的炎症可能有关系。长期的𬌗创伤和慢性炎症均可使根尖部的牙周膜和牙髓组织变为充血的肉芽组织,使根部的硬组织——牙本质和牙骨质发生吸收。而且受损的牙根在创伤性𬌗力持续作用下,在根尖部应力集中的部位,沿结构薄弱部位可以发生微裂,产生根纵裂。

二、病理

裂隙由根尖部向冠方延伸,常通过根管。在根尖部,牙根完全裂开,近牙颈部则多为不全裂或无裂隙。根尖部裂隙附近的根管壁前期牙本质消失,牙本质和牙骨质面上均可见不规则的吸收陷窝,偶见牙骨质沉积或菌斑形成。牙髓表现为慢性炎症、有化脓灶或坏死。裂隙附近的根周膜变为炎症性肉芽组织,长入并充满裂隙内。裂隙的冠端常见到嗜伊红物质充满在裂隙内。

三、临床表现

(1)牙根纵裂多发生于中、老年人的磨牙,其中以下第 1 磨牙的近中根最多见。其次为上磨牙的近中颊根。可单发或双侧对称发生,少数病例有 2 个以上的患牙。

(2)患牙有较长期的咬合不适或疼痛,就诊时也可有牙髓病和(或)牙周炎的自觉症状。

(3)患牙牙冠完整,无牙体疾患,𬌗面磨损 3 度以上,可有高陡牙尖和𬌗面深凹,叩诊根裂侧为浊音,对温度测试的反应视并发的牙髓疾病不同而变化。

(4)患牙与根裂相应处的牙龈可有红肿扪痛,可探到深达根尖部的细窄牙周袋,早期可无深袋;常有根分歧暴露和牙龈退缩,牙齿松动度视牙周炎和𬌗创伤的程度而不同。

(5)患者全口牙殆力分布不均,多有磨牙缺失,长期未修复。患牙在症状发生前曾是承担殆力的主要牙齿。

四、X线片表现

(一)根纵裂的根管影像

均匀增宽,增宽部分无论多长均起自根尖部。有4种表现(图8-3):①根管影像仅在根尖1/3处增宽;②根管影像近1/2～2/3增宽;③根管影像全长增宽;④纵裂片横断分离。

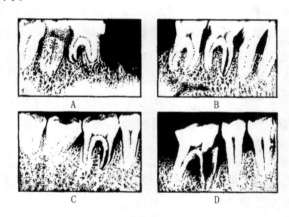

图 8-3　根纵裂的 X 线表现

A.患根的根管影像仅在根尖1/3处增宽;B.患根根管影像在1/2～2/3处增宽;C.患根根管影像全长增宽;D.患根纵裂片横断分离,增宽部分无论多长均起自根尖部

(二)牙周组织表现

可有患根周围局部性骨质致密,牙周膜间隙增宽,根分歧部骨质丧失及患根周围的牙槽骨垂直吸收或水平吸收。

五、诊断

(1)中老年人牙冠完整的磨牙,有长期咬合痛,并出现牙髓、牙周炎症状,应考虑根纵裂。

(2)磨牙一侧有叩痛,叩诊浊音,有深及根尖的细窄牙周袋。

(3)患牙根髓腔特有的X线片表现是诊断牙根纵裂的主要依据。如X线片上根髓腔不清可改变投照角度。

(4)注意对照同名牙的检查与诊断。

六、鉴别诊断

（1）牙根纵裂发生于未经牙髓治疗的活髓牙齿，可与根管治疗后发生的牙根纵裂鉴别。

（2）牙根纵裂X线片显示起自根尖部的呈窄条增宽的根管影像可与因牙髓肉芽性变造成的内吸收相鉴别，后者X线片表现为髓室或根管某部位呈圆形、卵圆形或不规则膨大的透射区。

（3）牙根纵裂患牙牙冠完整无任何裂损，可与牙冠劈裂导致的冠根纵劈裂相区别。

七、治疗原则

（1）解除𬌗干扰，修复牙体形态，充填𬌗面深凹。

（2）对症治疗，并发牙髓根尖周病、牙周炎时，做相应的牙髓、牙周治疗。

（3）如患根牙周组织正常，可行患根的截根术或半切除术，除去纵裂患根，尽量保留部分患牙。

（4）全口牙列的检查、设计治疗，使全口𬌗力负担均衡。

第九章 牙周疾病

第一节 牙周炎

一、慢性牙周炎

慢性牙周炎原名成人牙周炎或慢性成人牙周炎。更改名称是因为此类牙周炎虽最常见于成年人,但也可发生于儿童和青少年,而且由于本病的进程缓慢,通常难以确定真正的发病年龄。大部分慢性牙周炎呈缓慢加重,但也可出现间歇性的活动期。此时牙周组织的破坏加速,随后又可转入静止期。大部分慢性牙周炎患者根本不出现爆发性的活动期。

本病为最常见的一类牙周炎,约占牙周炎患者的 95%,由长期存在的慢性牙龈炎向深部牙周组织扩展而引起。牙龈炎和牙周炎之间虽有明确的病理学区别,但在临床上,两者却是逐渐、隐匿地过渡。因此早期发现和诊断牙周炎十分重要,因为牙周炎的后果远比牙龈炎严重。

(一)临床表现

本病一般侵犯全口多数牙齿,也有少数患者仅发生于一组牙(如前牙)或少数牙。发病有一定的牙位特异性,磨牙和下前牙区以及邻接面由于菌斑牙石易堆积,故较易患病。牙周袋的炎症、附着丧失和牙槽骨吸收在牙周炎的早期即已出现,但因程度较轻,一般无明显不适。临床主要的症状为刷牙或进食时出血,或口内有异味,但通常不引起患者的重视。及至形成深牙周袋后,出现牙松动、咀嚼无力或疼痛,甚至发生急性牙周脓肿等,才去就诊,此时多已为晚期。

牙周袋处的牙龈呈现不同程度的慢性炎症,颜色暗红或鲜红、质地松软、点彩消失、边缘圆钝且不与牙面贴附。有些患者由于长期的慢性炎症,牙龈有部分纤维性增生、变厚,表面炎症不明显,但牙周探诊后,袋内壁有出血,也可有脓。牙周袋探诊深度超过 3 mm,且有附着丧失。如有牙龈退缩,则探诊深度可能在正常范围,但可见釉牙骨质界已暴露。因此,附着丧失能更准确地反映牙周支持组织的破坏。

慢性牙周炎根据附着丧失和骨吸收的范围及其严重程度可进一步分型。范围是指根据患病的牙数将其分为局限型和广泛型。全口牙中有附着丧失和骨吸收的位点数占总位点数≤30%者为局限型;若>30%的位点受累,则为广泛型。也可根据牙周袋深度、结缔组织附着丧失和骨吸收的程度来分为轻度、中度和重度。上述指标中以附着丧失为重点,它与炎症的程度大多一致,但也可不一致。一般随病程的延长和年龄的增长而使病情累积、加重。流行病学调查资料表明,牙周病的患病率虽高,但重症牙周炎只发生于 10%～15% 的人群。

轻度:牙龈有炎症和探诊出血,牙周袋深度≤4 mm,附着丧失 1～2 mm,X 线片显示牙槽骨吸收不超过根长的 1/3。可有轻度口臭。

中度:牙龈有炎症和探诊出血,也可有脓。牙周袋深度≤6 mm,附着丧失 3～4 mm,X 线片显示牙槽骨水平型或角型吸收超过根长的 1/3,但不超过根长的 1/2。牙齿可能有轻度松动,多根牙的根分叉区可能有轻度病变。

重度:炎症较明显或发生牙周脓肿。牙周袋>6 mm,附着丧失≥5 mm,X 线片示牙槽骨吸收超过根长的 1/2,多根牙有根分叉病变,牙多有松动。

慢性牙周炎患者除有上述特征外,晚期常可出现其他伴发症状。①牙松动、移位和龈乳头退缩,可造成食物嵌塞。②牙周支持组织减少,造成继发性合创伤。③牙龈退缩使牙根暴露,对温度敏感,并容易发生根面龋,在前牙还会影响美观。④深牙周袋内脓液引流不畅时,或身体抵抗力降低时,可发生急性牙周脓肿。⑤深牙周袋接近根尖时,可引起逆行性牙髓炎。⑥牙周袋溢脓和牙间隙内食物嵌塞,可引起口臭。

(二)诊断特征

(1)多为成年人,也可见于儿童或青少年。

(2)有明显的菌斑、牙石及局部刺激因素,且与牙周组织的炎症和破坏程度比较一致。

(3)根据累及的牙位数,可进一步分为局限性(<30% 位点)和广泛型(>30%);根据牙周附着丧失的程度,可分为轻度(AL 1～2 mm)、中度(AL 3～4 mm)和重度(AL≥5 mm)。

(4)患病率和病情随年龄增大而加重,病情一般缓慢进展而加重,也可间有快速进展的活动期。

(5)全身一般健康,也可有某些危险因素,如吸烟、精神压力、骨质疏松等。

中度以上的慢性牙周炎诊断并不困难,但早期牙周炎与牙龈炎的区别不甚明显,须通过仔细检查而及时诊断,以免贻误正确的治疗(表 9-1)。

表 9-1　牙龈炎和早期牙周炎的区别

	牙龈炎	早期牙周炎
牙龈炎症	有	有
牙周袋	假性牙周袋	真性牙周袋
附着丧失	无	有,能探到釉牙骨质界
牙槽骨吸收	无	嵴顶吸收,或硬骨板消失
治疗结果	病变可逆,牙龈组织恢复正常	炎症消退,病变静止,但已破坏的支持组织难以完全恢复正常

在确诊为慢性牙周炎后,还应通过仔细的病史询问和必要的检查,发现患者有无牙周炎的易感因素,如全身疾病、吸烟等,并根据病情确定其严重程度、目前牙周炎是否为活动期等,并据此制订针对性的治疗计划和判断预后。

(三)治疗原则

慢性牙周炎早期治疗的效果较好,能使病变停止进展,牙槽骨有少量修复。只要患者能认真清除菌斑并定期复查,则疗效能长期保持。治疗应以消除菌斑、牙石等局部刺激因素为主,辅以手术等方法。由于口腔内各个牙的患病程度和病因刺激物的多少不一致,必须针对每个患牙的具体情况,制订全面的治疗计划。

1.局部治疗

(1)控制菌斑:菌斑是牙周炎的主要病原刺激物,而且清除之后还会不断在牙面堆积。因此必须向患者进行细致的讲解和指导,使其充分理解坚持不懈地清除菌斑的重要性。此种指导应贯穿于治疗的全过程,每次就诊时均应检查患者菌斑控制的程度,并做记录。有菌斑的牙面占全部牙面的 20% 以下才算合格。牙周炎在龈上牙石被刮除以后,如菌斑控制方法未被掌握,牙石重新沉积的速度是很快的。

(2)彻底清除牙石,平整根面:龈上牙石的清除称为洁治术,龈下牙石的清除称为龈下刮治或深部刮治。龈下刮治除了刮除龈下石外,还须将暴露在牙周袋内的含有大量内毒素的病变牙骨质刮除,使根面平整而光滑。根面平整使微生物数量大大减少,并搅乱了生物膜的结构,改变了龈下的环境,使细菌不易重新附着。牙龈结缔组织有可能附着于根面,形成新附着。

经过彻底的洁治和根面平整后,临床上可见牙龈的炎症和肿胀消退,出血和溢脓停止,牙周袋变浅、变紧。牙周袋变浅是由于牙龈退缩及袋壁胶原纤维的新生,牙龈变得致密,探针不再穿透结合上皮进入结缔组织内,也可能有新的结缔组织附着于根面。洁治和刮治术是牙周炎的基础治疗,任何其他治疗手段只应作为基础治疗的补充手段。

(3)牙周袋及根面的药物处理:大多数患者在根面平整后,组织能顺利愈合,不需药物处理。对一些炎症严重、肉芽增生的深牙周袋,在刮治后可用药物处理袋壁。必要时可用复方碘液,它有较强的消炎、收敛作用,注意避免烧灼邻近的黏膜。

近年来,牙周袋内局部放置缓释型的抗菌药物取得了较好的临床效果,药物能较长时间停留于牙周袋内,起到较好的疗效。可选用的药物如甲硝唑、四环素及其同族药物如米诺环素、氯己定(洗必泰)等。有人报道,用含有上述药物的凝胶或溶液冲洗牙周袋,袋内的微生物也消失或明显减少。但药物治疗只能作为机械方法清除牙石后的辅助治疗,不能取代除石治疗。

(4)牙周手术:上述治疗后,若仍有较深的牙周袋,或根面牙石不易彻底清除,炎症不能控制,则可进行牙周手术。其优点是可以在直视下彻底刮除根面的牙石及不健康的肉芽组织,必要时还可修整牙槽骨的外形或截除患根、矫正软组织的外形等等。手术后牙周袋变浅、炎症消退、骨质吸收停止,甚至可有少量骨修复。理想的手术效果是形成新附着,使牙周膜的结缔组织细胞重新在根面沉积牙骨质,并形成新的牙周膜纤维束和牙槽骨。这就是牙周组织的再生性手术,是目前临床和理论研究的热点,临床取得一定的成果,但效果有待提高。

(5)松动牙固定术:用各种材料和方法制成牙周夹板,将一组患牙与其相邻的稳固牙齿连结在一起,使𬌗力分散于一组牙上,减少了患牙承受的超重力或侧向扭转力的损害。这种固定术有利于牙周组织的修复。一般在松牙固定后,牙齿稳固、咀嚼功能改善。有些病例在治疗数月后,X线片可见牙槽骨硬骨板致密等效果。本法的缺点是对局部的菌斑控制措施有一定的妨碍。因此,一定要从有利于菌斑控制方面改善设计,才能使本法持久应用。如果患者有缺失牙齿需要修复,而基牙或邻近的患牙因松动而需要固定,也可在可摘式义齿上设计一定的固定装置,或用制作良好的固定桥来固定松动牙。并非所有松动牙都需要固定,主要是患牙动度持续加重、影响咀嚼功能者才需要固定。

（6）调𬌗：如果 X 线片显示牙槽骨角形缺损或牙周膜增宽，就要对该牙做有无𬌗干扰的检查。如有扪诊震颤，再用蜡片法或咬合纸法查明早接触点的部位及大小，然后进行选磨。如果不能查到𬌗干扰，说明该牙目前并不存在创伤，可能是曾经有过创伤，但由于早接触点已被磨损，或由于牙周组织的自身调节，创伤已经缓解，这种情况不必做调𬌗处理。

（7）拔除不能保留的患牙：严重而无法挽救的患牙必须及早拔除，以免影响治疗和增加再感染的机会。拔牙创的愈合可使原来的牙周病变区破坏停止而出现修复性改变，这一转机对邻牙的治疗有着良好的影响。

（8）坚持维护期治疗：牙周炎经过正规治疗后，一般能取得较好的效果，但长期疗效的保持取决于是否能定期复查和进行必要的后续治疗，患者的自我菌斑控制也是至关重要的。根据患者的病情以及菌斑控制的好坏来确定复查的间隔时间，每次复查均应对患者进行必要的口腔卫生指导和预防性洁治。若有病情未被控制的牙位，则应进行相应的治疗。总之，牙周炎的治疗绝非一劳永逸的，维护期治疗是保持长期疗效的关键。

2.全身治疗

慢性牙周炎除非出现急性症状，一般不需采用抗生素类药物。对严重病例可口服甲硝唑 0.2 g，每天 3～4 次，共服 1 周，或服螺旋霉素 0.2 g，每天 4 次，共服 5～7 日。有些患者有慢性系统性疾病，如糖尿病、心血管疾病等，应与内科医师配合，积极治疗和控制全身疾病。成功的牙周治疗对糖尿病的控制也有积极意义。

大多数慢性牙周炎患者经过恰当的治疗后，病情可得到控制，但也有少数患者疗效很差。有报告显示，对 600 名牙周炎患者追踪观察平均 22 年后，83％患者疗效良好、13％病情加重、4％则明显恶化（人均失牙 10～23 个）。过去把后两类患者称为难治性牙周炎或顽固性牙周炎。这些患者可能有特殊的致病菌，或牙体和牙周病变的形态妨碍了彻底地清除病原刺激物。有人报告此类患者常为重度吸烟者。

二、侵袭性牙周炎

侵袭性牙周炎是一组在临床表现和实验室检查（包括化验和微生物学检查）均与慢性牙周炎有明显区别的、相对少见的牙周炎。它包含了 1989 年旧分类中的 3 个类型，即青少年牙周炎、快速进展性牙周炎和青春前期牙周炎，一度曾将这三个类型合称为早发性牙周炎。实际上这类牙周炎虽多发于年轻人，但也可见于成年人。本病一般来说发展较迅猛，但也可转为间断性的静止期，而且临床上对进展速度也不易判断。因此在 1999 年的国际研讨会上建议更名为侵袭性牙周炎。

（一）侵袭性牙周炎的危险因素

对侵袭性牙周炎的病因尚未完全明了，大量的病因证据主要源于过去对青少年牙周炎的研究结果。现认为某些特定微生物的感染及机体防御能力的缺陷是引起侵袭性牙周炎的主要因素。

1.微生物

大量的研究表明伴放线菌嗜血菌是侵袭性牙周炎的主要致病菌，其主要依据如下。

（1）从局限性青少年牙周炎患牙的龈下菌斑中可分离出伴放线菌嗜血菌，阳性率高达 90％～100％，而同一患者口中的健康牙或健康人则检出率明显得低（＜20％），慢性牙周炎患者伴放线菌嗜血菌的检出率也低于局限性青少年牙周炎。但也有些学者（尤其是中国和日本）报告未能检出伴放线菌嗜血菌，或是所检出的伴放线菌嗜血菌为低毒性株，而主要分离出牙龈卟啉单胞菌、腐蚀艾肯菌、中间普氏菌、具核梭杆菌等。这可能是重症患者的深牙周袋改变了微生态环境，使一些严格厌氧菌成为优势菌，而伴放线菌嗜血菌不再占主导，也可能确实存在着种族和地区的差异。广泛型侵袭性牙周炎的龈下菌群主要为牙龈卟啉单胞菌、福赛拟杆菌、腐蚀艾肯菌等。也有学者报告，在牙周健康者和儿童口腔中也可检出伴放线菌嗜血菌，但占总菌的比例较低。

（2）伴放线菌嗜血菌产生多种对牙周组织有毒性和破坏作用的毒性产物，例如白细胞毒素，能损伤乃至杀死中性粒细胞和单核细胞，并引起动物的实验性牙周炎。伴放线菌嗜血菌表面的膜泡脱落可使毒素播散，还产生上皮毒素、骨吸收毒素、细胞坏死膨胀毒素和致凋亡毒素等。

（3）引发宿主的免疫反应：局限性侵袭性牙周炎患者的血清中有明显升高的抗伴放线菌嗜血菌抗体，牙龈局部和龈沟液内也产生大量的特异抗体甚至高于血清水平，说明这种免疫反应发生于牙龈局部。伴放线菌嗜血菌产生的内毒素可激活上皮细胞、中性粒细胞、成纤维细胞和单核细胞产生大量的细胞因子，引发炎症反应。

（4）牙周治疗可使伴放线菌嗜血菌量明显减少或消失，当病变复发时，该菌又复出现。有人报告，由于伴放线菌嗜血菌能入侵牙周组织，单纯的机械治疗不能消除伴放线菌嗜血菌，临床疗效欠佳，口服四环素后，伴放线菌嗜血菌消失，临床疗效转佳。

近年来有些学者报告，从牙周袋内分离出病毒、真菌甚至原生动物，可能与牙周病有关。

2.全身背景

（1）白细胞功能缺陷：已有大量研究证明本病患者有周缘血的中性粒细胞和（或）单核细胞的趋化功能降低。有的学者报告，吞噬功能也有障碍，这种缺陷带有家族性，患者的同胞中有的也可患侵袭性牙周炎，或虽未患牙周炎，却也有白细胞功能缺陷。但侵袭性牙周炎患者的白细胞功能缺陷并不导致全身其他部位的感染性疾病。

（2）产生特异抗体：研究还表明与伴放线菌嗜血菌的糖类抗原发生反应的抗体主要是 IgG_2 亚类，在局限性侵袭性牙周炎患者中水平升高，而广泛性侵袭性牙周炎则缺乏此亚类。提示 IgG_2 抗体起保护作用，可阻止病变的扩散。

（3）遗传背景：本病常有家族聚集现象，也有种族易感性的差异，本病也可能有遗传背景。

（4）牙骨质发育异常：有少量报道，发现局限性青少年牙周炎患者的牙根尖而细，牙骨质发育不良，甚至无牙骨质，不仅已暴露于牙周袋内的牙根如此，在其根方尚未发生病变处的牙骨质也有发育不良。说明这种缺陷不是疾病的结果，而是发育中的问题。国内有报告侵袭性牙周炎患者发生单根牙牙根形态异常的概率高于牙周健康者和慢性牙周炎患者；有牙根形态异常的牙，其牙槽骨吸收重于形态正常者。

3.环境和行为因素

吸烟的量和时间是影响年轻人牙周破坏范围的重要因素之一。吸烟的广泛型侵袭性牙周炎患者比不吸烟的广泛型侵袭性牙周炎患者患牙数多、附着丧失量也多。吸烟对局限型患者的影响似较小。口腔卫生的好坏也对疾病有影响。

总之，现代的观点认为牙周炎不是由单一种细菌引起的，而是多种微生物共同和相互作用。高毒性的致病菌是必需的致病因子，而高易感性宿主的防御功能低下和（或）过度的炎症反应所导致牙周组织的破坏是发病的重要因素，吸烟、遗传基因等调节因素也可能起一定的促进作用。

（二）组织病理学改变

侵袭性牙周炎的组织学变化与慢性牙周炎无明显区别，均以慢性炎症为主。免疫组织化学研究发现，本病的牙龈结缔组织内也以浆细胞浸润为主，但其中产生 IgA 的细胞少于慢性牙周炎者，游走到袋上皮内的中性粒细胞数目也较少，这情况有双向影响等特点。

牙周炎是多因素疾病,决定着发病与否和病情程度的因素有微生物的种类、毒性和数量;宿主对微生物的应战能力;环境因素(如吸烟、精神压力等);某些全身疾病和状况的影响(如内分泌、遗传因素)等。有证据表明牙周炎也是一个多基因疾病,不是由单个基因所决定的。

牙周炎在临床上表现为多类型。治疗主要是除去菌斑及其他促进因子,但对不同类型、不同阶段的牙周炎及其并发病变,需要使用多种手段(非手术、手术、药物、正畸、修复等)的综合治疗。

牙周炎的治疗并非一劳永逸的,而需要终身维护和必要的重复治疗。最可庆幸和重要的一点是,牙周炎和牙龈炎都是可以预防的疾病,通过公众自我保护意识的加强、防治条件的改善及口腔医务工作者不懈的努力,牙周病是可以被消灭和控制的。

三、反映全身疾病的牙周炎

属于本范畴的牙周炎主要有两大类,即血液疾病(白细胞数量和功能的异常、白血病等)和某些遗传性疾病。以下介绍一些较常见而重要的全身疾病在牙周组织的表现。

(一)掌跖角化-牙周破坏综合征

本病特点是手掌和足跖部的皮肤过度角化,牙周组织严重破坏。有的病例还伴有硬脑膜的钙化。患者全身一般健康,智力正常。本病罕见,患病率为$1\%\sim4\%$。

1.临床表现

皮损及牙周病变常在 4 岁前共同出现,有人报告,可早在出生后 11 个月。皮损包括手掌、足底、膝部及肘部局限的过度角化、鳞屑、皲裂,有多汗和臭汗。约有 1/4 患者易有身体他处感染。牙周病损在乳牙萌出不久即可发生,深牙周袋炎症严重、溢脓、口臭,骨质迅速吸收,在 5～6 岁时乳牙即相继脱落,创口愈合正常。待恒牙萌出后又发生牙周破坏,常在 10 多岁时自行脱落或拔除。有的患者第三磨牙也会在萌出后数年内脱落,有的则报告第三磨牙不受侵犯。

2.病因

(1)本症的菌斑成分与成人牙周炎的菌斑较类似,而不像侵袭性牙周炎。在牙周袋近根尖区域有大量的螺旋体,在牙骨质上也黏附有螺旋体。有人报告,患者血清中有抗伴放线菌嗜血菌的抗体,袋内可分离出该菌。

(2)本病为遗传性疾病,属于常染色体隐性遗传。父母不患该症,但可能为血缘婚姻(约占 23%),双亲必须均携带常染色体基因才使其子女患本病。患者的同胞中也可有患本病者,男女患病机会均等。有人报告本病患者的中性粒细胞趋化功能异常。

3.病理

与慢性牙周炎无明显区别。牙周袋壁有明显的慢性炎症,主要为浆细胞浸润,袋壁上皮内几乎见不到中性粒细胞。破骨活动明显,成骨活动很少。患牙根部的牙骨质非常薄,有时仅在根尖区存在较厚的有细胞的牙骨质。X 线片见牙根细而尖,表明牙骨质发育不良。

4.治疗原则

对于本病,常规的牙周治疗效果不佳,患牙的病情常持续加重,直至全口拔牙。近年来有人报告,对幼儿可将拔除全部乳牙,当恒切牙和第一恒磨牙萌出时,再口服 10～14 天抗生素,可防止恒牙发生牙周破坏。若患儿就诊时已有恒牙萌出或受累,则将严重患牙拔除,重复多疗程口服抗生素,同时进行彻底的局部牙周治疗,每 2 周复查和洁治 1 次,保持良好的口腔卫生。在此情况下,有些患儿新萌出的恒牙可免于罹病。这种治疗原则的出发点是基于本病是伴放线菌嗜血菌或某些致病微生物的感染,而且致病菌在牙齿刚萌出后即附着于该牙面。在关键时期(如恒牙萌出前)拔除一切患牙,创造不利于致病菌生存的环境,以防止新病变的发生。这种治疗原则取得了一定效果,但病例尚少,仍须长期观察,并辅以微生物学研究。患者的牙周炎控制或拔牙后,皮损仍不能痊愈,但可略减轻。

(二)Down 综合征

本病又名先天愚型,或染色体 21-三体综合征,为一种由染色体异常所引起的先天性疾病。一型是典型的染色体第 21 对三体病,有 47 个染色体,另一型为只有 23 对染色体,第 21 对移到其他染色体上。本病可有家族性。

患者有发育迟缓和智力低下。约一半患者有先天性心脏病,约 15% 患儿于 1 岁前夭折。患者面部扁平、眶距增宽、鼻梁低宽、颈部短粗,常有上颌发育不足、萌牙较迟、错𬌗畸形、牙间隙较大、系带附着位置过高等。几乎 100% 患者均有严重的牙周炎,且其牙周破坏程度远超过菌斑、牙石等局部刺激物的量。本病患者的牙周破坏程度重于其他非先天愚型的弱智者。全口牙齿均有深牙周袋及炎症,下颌前牙较重,有时可有牙龈退缩。病情迅速加重,有时可伴坏死性龈炎。乳牙和恒牙均可受累。

患者的龈下菌斑微生物与一般牙周炎患者并无明显区别。有人报告,产黑色素普雷沃菌群增多。牙周病情的快速恶化可能与中性粒细胞的趋化功能低下有关,也有报告白细胞的吞噬功能和细胞内杀菌作用也降低。

本病无特殊治疗,彻底的常规牙周治疗和认真控制菌斑,可减缓牙周破坏。但由于患儿智力低下,常难以坚持治疗。

(三)糖尿病

糖尿病是与多种遗传因素有关的内分泌异常。由于胰岛素的生成不足、功能不足或细胞表面缺乏胰岛素受体等机制,产生胰岛素抵抗,患者的血糖水平升高,糖耐量降低。糖尿病与牙周病在我国的患病率都较高,两者都是多基因疾病,都有一定程度的免疫调节异常

1999 年的牙周病分类研讨会上,专家们认为糖尿病可以影响牙周组织对细菌的反应性。他们把"伴糖尿病的牙龈炎"列入"受全身因素影响的菌斑性牙龈病"中,然而在"反映全身疾病的牙周炎"中却未列入糖尿病。在口腔科临床上看到的大多为 2 型糖尿病患者,他们的糖尿病主要影响牙周炎的发病和严重程度。尤其是血糖控制不良的患者,其牙周组织的炎症较重,龈缘红肿呈肉芽状增生,易出血和发生牙周脓肿,牙槽骨破坏迅速,导致深袋和牙松动,牙周治疗后也较易复发。血糖控制后,牙周炎的情况会有所好转。有学者提出将牙周炎列为糖尿病的第六并发症(其他并发症为肾病变、神经系统病变、视网膜病变、大血管病变、创口愈合缓慢)。文献表明,血糖控制良好的糖尿病患者,其对基础治疗的疗效与无糖尿病的、牙周破坏程度相似的患者无明显差别。近年来国内外均有报道,彻底有效的牙周治疗不仅使牙周病变减轻,还可使糖尿病患者的糖化血红蛋白(HbA1c)和 TNFa 水平显著降低,胰岛素的用量可减少,龈沟液中的弹力蛋白酶水平下降。这从另一方面支持牙周炎与糖尿病的密切关系。但也有学者报告,除牙周基础治疗外,还需全身或局部应用抗生素,才能使糖化血红蛋白含量下降。

(四)艾滋病

1.临床表现

1987 年,Winkler 等首先报告艾滋病患者的牙周炎,患者在 3~4 个月内牙周附着丧失可达 90%。目前认为与 HIV 有关的牙周病损主要有 2 种。

(1)线形牙龈红斑。在牙龈缘处有明显的、鲜红的、宽 2~3 mm 的红边,在附着龈上可呈瘀斑状,极易出血。此阶段一般无牙槽骨吸收。现认为该病变是

由白色念珠菌感染所致，对常规治疗反应不佳。对线形牙龈红斑的发生率报告不一，它有较高的诊断意义，可能为坏死性溃疡性牙周炎的前驱。但此种病损也可偶见于非 HIV 感染者，需仔细鉴别。

(2)坏死性溃疡性牙周病。1999 年的新分类认为尚不能肯定坏死性溃疡性牙龈炎和坏死性溃疡性牙周炎是否为两个不同的疾病，因此主张将两者统称为坏死性溃疡性牙周病。

艾滋病患者所发生的坏死溃疡性牙龈炎临床表现与非 HIV 感染者十分相似，但病情较重，病势较凶。需结合其他检查来鉴别。坏死性溃疡性牙周炎则可由患者抵抗力极度低下而从坏死性溃疡性牙龈炎迅速发展而成，也可能是在原有的慢性牙周炎基础上，坏死性溃疡性牙龈炎加速和加重了病变。在 HIV 感染者中坏死性溃疡性牙周炎的发生率在 4%～10%。坏死性溃疡性牙周炎患者的骨吸收和附着丧失特别重，有时甚至有死骨形成，但牙龈指数和菌斑指数并不一定相应的高。换言之，在局部因素和炎症并不太重，而牙周破坏迅速，且有坏死性龈病损的特征时，应引起警惕，注意寻找其全身背景。有人报告，坏死性溃疡性牙周炎与机体免疫功能的极度降低有关，T 辅助细胞（CD4$^+$）的计数与附着丧失程度呈负相关。正常人的 CD4$^+$ 计数为 600～1000/mm^3，而艾滋病合并坏死性溃疡性牙周炎的患者则明显降低，可达 100/mm^3 以下，此种患者的短期病死率较高。严重者还可发展为坏死性溃疡性口炎。

艾滋病在口腔黏膜的表现还有毛状白斑、白色念珠菌感染、复发性口腔溃疡等，晚期可发生 Kaposi 肉瘤，其中约有一半可发生在牙龈上，必要时可做病理检查以证实。

如上所述，线形牙龈红斑、坏死性溃疡性牙龈炎、坏死性溃疡性牙周炎、白色念珠菌感染等均可发生于正常的无 HIV 感染者，或其他免疫功能低下者。因此不能仅凭上述临床表征就作出艾滋病的诊断。口腔科医师的责任是提高必要的警惕，对可疑的病例进行恰当和必要的化验检查，必要时转诊。

2.治疗原则

坏死性牙龈炎和坏死性牙周炎患者均可按常规的牙周治疗，如局部清除牙石和菌斑，全身给以抗菌药，首选为甲硝唑 200 mg，每天 3～4 次，共服 5～7 日，它比较不容易引起继发的真菌感染，还需使用0.12%～0.2%的氯己定含漱液，它对细菌、真菌和病毒均有杀灭作用。治疗后疼痛常可在 24～36 小时内消失。线形牙龈红斑（LGE）对常规牙周治疗的反应较差，难以消失，常需全身使用抗生素。

四、根分叉病变

根分叉病变是牙周炎的伴发病损,指病变波及多根牙的根分叉区,可发生于任何类型的牙周炎。下颌第一磨牙患病率最高,上颌前磨牙最低。

(一)病因

(1)本病只是牙周炎发展的一个阶段,菌斑仍是其主要病因。只是由于根分叉区一旦暴露,该处的菌斑控制和牙石的清除比较困难,使病变加速或加重发展。

(2)𬌗创伤是本病的一个加重因素,因为根分叉区是对𬌗力敏感的部位,一旦牙龈的炎症进入该区,组织的破坏会加速进行,常造成凹坑状或垂直型骨吸收。尤其是病变局限于一个牙齿或单一牙根时,更应考虑𬌗创伤的因素。

(3)解剖因素:约40%的多根牙在牙颈部有釉突,有的可伸进分叉区,在该处易形成病变。约有75%的牙齿,其根分叉距釉牙骨质界较近,一旦有牙周袋形成,病变很容易扩延到根分叉区。在磨牙的髓室底常有数目不等的副根管,可使牙髓的炎症和感染扩散到根分叉区。尤其在患牙的近远中侧牙槽骨完整,病变局限于分叉区者,更应考虑此因素。

(二)病理

根分叉区的组织病理改变并无特殊性。牙周袋壁有慢性炎症,骨吸收可为水平型或垂直型,邻近部位可见不同程度的骨质修复。牙根表面有牙石、菌斑,也可见到有牙根吸收或根面龋。

(三)临床表现

根分叉区可能直接暴露于口腔,也可被牙周袋所遮盖,须凭探诊来检查。除用牙周探针探查该处的牙周袋深度外,还需用弯探针水平方向地探查分叉区病变的程度。Glickman提出根据病变程度可分为四度。

1.一度

牙周袋深度已到达根分叉区,探针可探到根分叉外形,但分叉内的牙槽骨没有明显破坏,弯探针不能进入分叉区。X线片上看不到骨质吸收(图9-2)。

2.二度

分叉区的骨吸收仅局限于颊侧或舌侧,或虽然颊、舌侧均已有吸收,却尚未相通。X线片显示该区仅有牙周膜增宽,或骨质密度略减低。根据骨质吸收的程度,又可将二度病变分为早期和晚期。早期二度为探针水平方向探入根分叉的深度小于 3 mm,或未超过该牙颊舌径的 1/2;晚期二度病变则探针水平探入超过 3 mm,或超过颊舌径的 1/2,但不能与对侧相通,也就是说,分叉区尚有一部分骨间隔存在(图 9-3)。

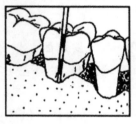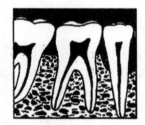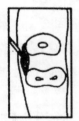

图 9-2 一度分叉区病损

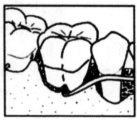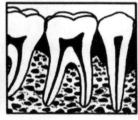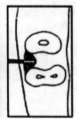

早期二度分叉病根

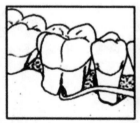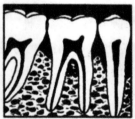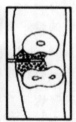

晚期二度分叉病根

图 9-3 二度分叉区病损

3.三度

病变波及全部根分叉区,根间牙槽骨全部吸收,探针能通过分叉区,但牙龈仍覆盖分叉区。X线片见该区骨质消失呈透射区(图 9-4)。

4.四度

病变波及全部根分叉区,根间骨间隔完全破坏,牙龈退缩而使分叉区完全开放而能直视(图 9-5)。

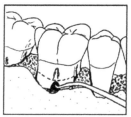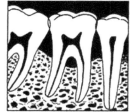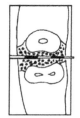

图 9-4　三度分叉区病损

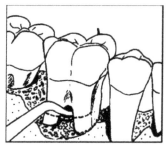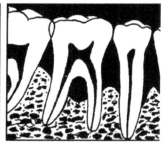

图 9-5　四度分叉区病损

以上分度方法同样适用于上颌的三根分叉牙。但由于三根分叉在拍 X 线片时牙根重叠，因而影像模糊不清。临床检查时可用弯探针从腭侧进入，探查近中分叉及远中分叉是否尚有骨质存在，或已完全贯通。借此法来辨别是二度或三度病损。但这些检查都只能探查水平向的根分叉骨缺损。

X 线片在根分叉病变的诊断中只能起辅助作用，实际病变总是比 X 线片所显示的要严重些。这是由影像重叠、投照角度不同及骨质破坏形态复杂所造成的。当见到分叉区已有牙周膜增宽的黑线，或骨小梁略显模糊时，临床上已肯定有二度以上的病变，应仔细检查。当磨牙的某一个牙根有明显的骨吸收时，也应想到根分叉区可能已受波及。

根分叉区易于存积菌斑，故此处牙周袋常有明显的炎症或溢脓。但也有时表面似乎正常，而袋内壁却有炎症，探诊后出血常能提示深部存在炎症。当治疗不彻底或其他原因使袋内引流不畅时，能发生急性牙周脓肿。当病变使牙根暴露或发生根面龋，或牙髓受累时，患牙常可出现对温度敏感直至自发痛等症状。早期牙齿尚不松动，晚期牙齿松动。

（四）治疗原则

根分叉区病变的治疗原则与单根牙病变基本一致，但由于分叉区的解剖特点，如分叉的位置高低，两根（或三根）之间如过于靠拢，则妨碍刮治器械的进入。

根面的凹槽,骨破坏形态的复杂性等因素,使分叉区的治疗难度大大提高,疗效也受到一定影响。治疗的目标有两个:①消除或改善因病变所造成的缺损,形成一个有利于患者控制菌斑和长期保持疗效的局部形态。②对早期病变促使其有一定程度的新附着,这方面尚有较大难度。

对一度根分叉病变处的浅牙周袋,做彻底的龈下刮治和根面平整即可,袋深且牙槽骨形态不佳者则做翻瓣术并修整骨外形。

二度病变牙周袋较深者不宜做单纯的袋切除术,因会使附着龈丧失,且效果不持久。此时应做翻瓣术,必要时修整骨外形,并将龈瓣根向复位,使袋变浅,根分叉区得以充分外露,便于患者自我控制菌斑,防止病变复发。若牙齿、牙槽骨的形态较好,分叉区能彻底进行根面平整,则可用引导性组织再生手术加植骨术,促使分叉处新骨形成。此法为目前研究的热点。

三度和四度根分叉病变,因分叉区病变已贯通,单纯翻瓣术难以消除深袋和保持分叉区的清洁。可将病变最严重的牙根截除或用分牙术等消除分叉区,以利患者自我保持清洁。

第二节 牙 龈 炎

牙龈病指发生于牙龈组织而不侵犯深部其他牙周组织的一组疾病,其中牙龈炎最常见。几乎所有的牙龈疾病中均有慢性炎症存在,因为龈牙结合部总是存在牙菌斑及其他激惹因素。除炎症外,也可伴有增生、变性、萎缩、坏死等病理变化。在有些牙龈病中,炎症可以为原发和唯一的变化,如最常见的菌斑性龈炎;炎症也可以是后发生或伴发于某些全身因素所致的疾病,如药物性牙龈增生常因伴有菌斑引起的炎症而加重;有些全身情况本身并不引起牙龈疾病,但它们可改变机体对微生物的反应性,从而促发或加重牙龈的炎症,如妊娠期的牙龈炎。

一、慢性缘龈炎

慢性缘龈炎是局限于边缘龈和龈乳头的慢性炎症性疾病,无结缔组织附着丧失,没有明显的骨质破坏,X线诊断结果通常为阴性。

患者自觉症状不明显,常有刷牙、咀嚼、吮吸等引起牙龈出血的现象。最早的临床改变是牙龈颜色由粉红转为亮红,龈乳头变钝或轻度水肿。进一步发展,颜色改变更明显,患处牙龈充血发红,变为深红色乃至紫红色,表面光亮水肿,点彩消失,质地松软,龈缘变厚、圆钝,不再与牙面贴附,龈沟液的分泌增加。龈沟一般较浅,不超过 2 mm,但有的部位由于牙龈的炎性肿胀,龈沟加深,此时龈沟底仍位于釉牙骨质界的冠方,附着上皮并无根向移位。加深了的龈沟与发生炎性反应的龈组织一起合称为龈袋。在龈炎中,袋的形成是由于牙龈的增生,而不是袋底的根方移位,因此称为假性牙周袋。袋上皮可有溃疡或糜烂,触诊易出血。病变范围可以是全口的边缘龈和龈乳头,也可能只影响局部牙龈。一般以前牙区最为明显,其次为上后牙颊侧及下后牙舌侧,常常在相应部位有菌斑、牙石、软垢堆积。

　　慢性缘龈炎是持续的、长期存在的牙龈炎症。在程度上起伏波动,常常是可复性的。组织破坏和修复同时或交替出现,破坏与修复的相互作用影响了牙龈的临床外观,因此牙龈的颜色可表现为淡红、深红或紫红色。牙龈的颜色还与上皮组织角化程度、血管密度、扩张血管周围纤维结缔组织的量、血流量及局部血液循环障碍的严重程度相关。牙龈的外形也取决于组织破坏与修复的相互作用。纤维组织大量破坏,牙龈质地软;当修复反应产生大量纤维组织,有时甚至是过量的纤维组织时,牙龈质地较硬、边缘宽而钝。因此,龈缘变钝可能是因为水肿,也可能是因为纤维增生。另外,如果牙龈组织较薄,炎症反应可能导致牙龈退缩,胶原丧失,探诊龈沟深度变浅甚至为零。

　　显微镜下可见菌斑及钙化沉积物沉积于牙面,并与沟内上皮相接触,龈组织内有大量浆细胞、淋巴细胞及中性粒细胞浸润,牙龈纤维组织被溶解,有时可见纤维结缔组织增生成束。结合上皮及龈上皮均增生,白细胞迁移出血管,穿过结合上皮进入龈沟。发炎的牙龈血管扩张,血管周围可见炎性细胞。超微结构的研究显示,上皮细胞的细胞间隙增大,部分细胞间联合被破坏,有时淋巴细胞和浆细胞均会进入增大了的细胞间隙。牙龈内血管周围纤维组织溶解,炎症区成纤维细胞显示退行性改变,包括明显的胞质水肿、内质网减少、线粒体的嵴减、胞质膜破裂等。这些细胞病理改变常伴随淋巴细胞的活性增高,在龈炎初期,血管周围纤维组织的丧失更易于在电镜下发现,淋巴细胞、浆细胞在胶原纤维破坏处大量存在,肥大细胞、中性粒细胞、巨噬细胞也常见。

　　龈炎的这些改变被认为是菌斑内抗原及趋化因子造成的宿主反应。通常情况,炎症和免疫反应对宿主起到保护作用,然而在一定条件下,炎症和免疫反应也可造成宿主的损害。

在发病因子中,菌斑诱导的效应机制是龈炎病理发生的主要原因,尤其是靠近牙龈边缘处的龈上菌斑及龈下菌斑。在牙龈健康部位,龈上菌斑薄而稀疏,主要含有革兰氏阳性球菌和丝状菌,其中以革兰氏阳性放线菌居多,研究发现引起龋病的菌斑细菌与引起龈炎的菌斑细菌不一样,附着在牙冠上的菌斑主要含有能合成葡聚糖的链球菌,而附着在牙颈部的菌斑主要含有能合成果聚糖的链球菌。随着菌斑的成熟,菌斑增厚,细菌数量增多,并逐渐有革兰氏阴性菌定植,如韦荣球菌、类杆菌、纤毛菌等,但从总的比例来看,仍然是革兰氏阳性球菌、杆菌和丝状菌占优势。在近龈缘的成熟龈上菌斑的外表面上,常见到细菌聚集成"玉米棒"样或"谷穗"状,研究证实其中心为革兰氏阳性丝状菌,如颊纤毛菌、放线菌,表面附着较多的球菌,如链球菌、韦荣球菌。龈下菌斑厚度和细菌数目明显增加,在龈炎初期,由正常的革兰氏阳性球菌为主变为以革兰氏阴性杆菌为主,其中的黏性放线菌可能发挥着重要作用。在实验性龈炎形成过程中,菌斑中的黏性放线菌数量明显增多,比例增加,且发生在临床炎症症状出现之前。黏性放线菌借助菌毛与合成的果聚糖,可粘附于牙面,与变形链球菌有共凝集作用,产生种间粘合,聚集成菌斑,在动物实验中,黏性放线菌可造成田鼠牙周的破坏。由人类中分离的黏性放线菌已证实可造成人类和啮齿动物实验性牙周损害和根面龋。一般认为黏性放线菌是早期龈炎的主要致病菌之一,与龈组织的血管扩张充血、牙龈出血有关。随着牙龈炎症的长期存在,龈下菌斑中革兰氏阳性球菌和杆菌比例减少,革兰氏阴性厌氧杆菌的比例增加,如具核梭杆菌、牙龈卟啉单胞菌等。

除了菌斑成分对牙龈组织的刺激以外,其他的外源性和内源性因素也影响慢性缘龈炎的临床表现及发生、发展。外源性因素常见的是组织创伤和张口呼吸,牙龈的创伤一般是由刷牙或使用牙签不当、咀嚼硬物等造成,如果创伤是短暂的,牙龈可迅速恢复正常,如果创伤反复发生或持续存在,比如下颌切牙反复创伤上颌腭侧黏膜,可能导致牙龈长期肿胀发炎,甚至发展成急性龈炎。食物嵌塞或不良牙科修复体造成的慢性创伤也很常见。张口呼吸或闭唇不全者,牙龈常肿大、流血,受损区域常常与唇外形一致。内源性因素,如不良修复体、食物嵌塞等,纠正不良习惯如张口呼吸,发炎的牙龈可以在短期内恢复正常。更重要的是教会患者正确的刷牙方法,养成刷牙习惯,防止龈炎的再次发生。

二、青春期龈炎

青春期龈炎是与内分泌有关的龈炎,在新分类中隶属于菌斑性龈病中受全身因素影响的牙龈病。

牙龈是性激素作用的靶器官。性激素波动发生在青春期、月经期、妊娠期和绝经期。女性在生理期和非生理期（如性激素替代疗法和使用性激素避孕药）时，激素的变化可引起牙周组织的变化，尤其是已存在菌斑性牙龈炎时变化更明显。这类龈炎的特点是非特异性炎症伴有突出的血管成分，临床表现为明显的出血倾向。青春期龈炎为非特异性的慢性炎症，是青春期最常见的龈病。

（一）病因

青春期龈炎与牙菌斑和内分泌明显有关。青春期牙龈对局部刺激的反应往往加重，可能是激素（最重要的是雌激素和睾丸激素）水平高使得龈组织对菌斑介导的反应加重。不过这种激素作用是短暂的，通过口腔卫生措施可逆转。这一年龄段的人群，乳牙与恒牙的更替、牙齿排列不齐、口呼吸及戴矫治器等，造成牙齿不易清洁。加之该年龄段患者一般不注意保持良好的口腔卫生习惯，如刷牙、用牙线等，易造成菌斑的滞留，引起牙龈炎，而牙石一般较少。

成人后，即使局部刺激因素存在，牙龈的反应程度也会减轻。但要完全恢复正常必须去除这些刺激物。此外，口呼吸、不恰当的正畸治疗、牙排列不齐等也是儿童发生青春期龈炎的促进因素。青春期牙龈病的发生率和程度均增加，保持良好的口腔卫生能够预防牙龈炎的发生。

（二）临床表现

青春期发病，牙龈的变化为非特异性的炎症，边缘龈和龈乳头均可发生炎症，好发于前牙唇侧的牙间乳头和龈缘。其明显的特征：龈色红、水肿、肥大，轻刺激易出血，龈乳头肥大常呈球状突起。牙龈肥大发炎的程度超过局部刺激的程度，且易于复发。

（三）诊断

（1）青春期前后的患者。

（2）牙龈肥大发炎的程度超过局部刺激的程度。

（3）可有牙龈增生的临床表现。

（4）口腔卫生情况一般较差，可有错𬌗、正畸矫治器、不良习惯等因素存在。

（四）治疗

（1）口腔卫生指导。

（2）控制菌斑洁治，除去龈上牙石、菌斑和假性袋中的牙石。

（3）纠正不良习惯。

（4）改正不良修复体或不良矫治器。

（5）经上述治疗后仍有牙龈外形不良、呈纤维性增生者可行龈切除术和龈成形术。

（6）完成治疗后应定期复查，教会患者正确刷牙和控制菌斑的方法，养成良好的口腔卫生习惯，以防止复发。对于准备接受正畸治疗的青少年，应先治愈原有的牙龈炎，并教会他们掌握正确的控制菌斑的方法。在正畸治疗过程中，定期进行牙周检查和预防性洁治，对于牙龈炎症较重无法控制者应及时中止正畸治疗，待炎症消除、菌斑控制后继续治疗，避免对深部牙周组织造成损伤和刺激。

三、妊娠期龈炎

妊娠期龈炎是指妇女在妊娠期间，由于女性激素水平升高，原有的牙龈炎症加重，牙龈肿胀或形成龈瘤样的改变（实质并非肿瘤）。分娩后病损可自行减轻或消退。妊娠期龈炎的发生率报告不一，在 30%～100%。国内对上海700名孕妇的问卷调查及临床检查的研究结果显示，妊娠期龈炎的患病率为73.57%，随着妊娠时间的延长，妊娠期龈炎的患病率也提高，妊娠期龈瘤患病率为 0.43%。有文献报告，孕期妇女的龈炎发生率及程度均高于产后，虽然孕期及产后的菌斑指数均无变化。

（一）病因

妊娠期龈炎与牙菌斑和患者的黄体酮水平升高有关。妊娠本身不会引起龈炎，只是由于妊娠时性激素水平的改变，原有的慢性炎症加重。因此，妊娠期龈炎的直接病因仍然是牙菌斑，此外与全身内分泌改变即体内性激素水平的变化有关。

研究表明，牙龈是雌性激素的靶器官，妊娠时雌激素水平增高，龈沟液中的雌激素水平也增高，牙龈毛细血管扩张、淤血，炎症细胞和液体渗出增多。有文献报告，雌激素和黄体酮参与调节牙龈中花生四烯酸的代谢，这两种激素刺激前列腺素的合成。妊娠时雌激素和黄体酮水平的增高影响龈上皮的角化，导致上皮屏障的有效作用降低，改变结缔组织基质，并能抑制对菌斑的免疫反应，使原有的龈炎临床症状加重。

有学者发现妊娠期龈炎患者的牙菌斑内中间普氏菌的比率增高，并与血浆中雌激素和黄体酮水平的增高有关。因此，在妊娠期炎症的加重可能是由于菌斑成分的改变而不只是菌斑量的增加。分娩后,中间普氏菌的数量降至妊娠前水平,临床症状也随之减轻或消失。有学者认为黄体酮在牙龈局部的增多,为中间普氏菌的生长提供了营养物质。在口腔卫生良好且无局部刺激因素的孕妇,妊娠期龈炎的发生率和程度均较低。

(二)临床病理

组织学表现为非特异性、多血管、大量炎细胞浸润的炎症性肉芽组织。牙龈上皮增生、上皮钉突伸长,表面可有溃疡,基底细胞有细胞内和细胞间水肿。结缔组织内有大量的新生毛细血管,血管扩张充血,血管周的纤维间质水肿,伴有慢性炎症细胞浸润。有的牙间乳头可呈瘤样生长,称妊娠期龈瘤,实际并非真性肿瘤,而是发生在妊娠期的炎性血管性肉芽肿。病理特征为明显的毛细血管增生,血管间的纤维组织可有水肿及黏液性变,并有炎症细胞浸润,其毛细血管增生的程度超过了一般牙龈对慢性刺激的反应,致使牙龈乳头炎性过长而呈瘤样表现。

(三)临床表现

1.妊娠期龈炎

患者一般在妊娠前即有不同程度的牙龈炎,从妊娠2～3个月后开始出现明显症状,至8个月时达到高峰,且与黄体酮水平相一致。分娩后约2个月时,龈炎可减轻至妊娠前水平。妊娠期龈炎可发生于个别牙或全口牙龈,以前牙区为重。龈缘和龈乳头呈鲜红或暗红色,质地松软、光亮,呈显著的炎性肿胀,轻触牙龈极易出血,出血常为就诊时的主诉症状。一般无疼痛,严重时龈缘可有溃疡和假膜形成,有轻度疼痛。

2.妊娠期龈瘤

妊娠期龈瘤亦称孕瘤。据报告,妊娠期龈瘤在妊娠妇女的发生率为1.8%～5%,多发生于个别牙列不齐的牙间乳头区,前牙尤其是下前牙唇侧乳头较多见。通常在妊娠第3个月,牙间乳头出现局限性反应性增生物,有蒂或无蒂、生长快、色鲜红、质松软、易出血,一般直径不超过2 cm。有的病例在肥大的龈缘处呈小分叶状,或出现溃疡和纤维素性渗出。严重病例可因巨大的妊娠瘤妨碍进食,但一般直径不超过2 cm。妊娠期龈瘤的本质不是肿瘤,不具有肿瘤的生物学特性。分娩后,妊娠瘤大多能逐渐自行缩小,但必须除去局部刺激物才能使病变完全消失。

妊娠妇女的菌斑指数可保持相对无改变,临床变化常见于妊娠期4～9个月时,有效地控制菌斑可使病变逆转。

(四)诊断

(1)孕妇,在妊娠期间牙龈炎症明显加重且易出血。

(2)临床表现为牙龈鲜红、松软、易出血,并有菌斑等刺激物的存在。

(3)妊娠瘤易发生在孕期的第 4 个月到第 9 个月。

(五)鉴别诊断

(1)有些长期服用避孕药的育龄妇女也可有妊娠期龈炎的临床表现,一般通过询问病史可鉴别。

(2)妊娠期龈瘤应与牙龈瘤鉴别。牙龈瘤的临床表现与妊娠期龈瘤十分相似,可发生于非妊娠的妇女和男性患者。临床表现为个别牙间乳头的无痛性肿胀、突起的瘤样物、有蒂或无蒂、表面光滑、牙龈颜色鲜红或暗红、质地松软极易出血,有些病变表面有溃疡和脓性渗出物。一般多可找到局部刺激因素,如残根、牙石、不良修复体等。

(六)治疗

(1)细致认真的口腔卫生指导。

(2)控制菌斑(洁治),除去一切局部刺激因素(如牙石、不良修复体等),操作手法要轻巧。

(3)一般认为分娩后病变可退缩。妊娠瘤若在分娩以后仍不消退则需手术切除,对一些体积较大妨碍进食的妊娠瘤可在妊娠 4~6 个月时切除。手术时注意止血。

(4)在妊娠前或早孕期治疗牙龈炎和牙周炎,并接受口腔卫生指导是预防妊娠期龈炎的重要举措。

虽然受性激素影响的龈炎是可逆的,但有些患者未经治疗或不稳定可引发牙周附着丧失。

四、药物性牙龈增生

药物性牙龈增生又称药物性牙龈肥大,是指全身用药引起牙龈完全或部分的肥大,与长期服用药物有关。我国在 20 世纪 80 年代以前,药物性牙龈增生主要是由抗癫痫药苯妥英钠引起。近年来,临床上经常发现因高血压和心、脑疾病服用钙离子通道阻滞剂以及用于器官移植患者的免疫抑制剂——环孢素等引起的药物性牙龈肥大,而苯妥英钠引起的龈肥大相对少见。目前我国高血压患者已较多,心脑血管疾病亦随着我国社会的老龄化进一步增加,最近这些疾病又出现低龄化的趋势。依据中国高血压协会的统计,目前我国高血压患者接受药物治疗者约 50% 使用钙离子通道阻滞剂,其中约 80% 的高血压患者服用硝苯地平等低价药,由此可见,钙离子通道阻滞剂诱导的药物性牙龈增生在口腔临床工作中会越来越多见。

药物性龈肥大的存在不仅影响到牙面的清洁作用,妨碍咀嚼、发音等功能,有时还会造成心理上的障碍。

(一)病因

与牙龈增生有关的常用药物有 3 类:①苯妥英钠,抗惊厥药,用于治疗癫痫病。②环孢素,免疫抑制剂,用于器官移植患者以避免宿主的排异反应,以及治疗重度牛皮癣等。③钙离子通道拮抗剂,如硝苯地平,为抗高血压药。长期服用这些药物的患者易发生药物性龈增生,其增生程度与年龄、服药时间、剂量有关,并与菌斑、牙石有关。

1.药物的作用

上述药物引起牙龈增生的真正机制目前尚不十分清楚。据报告,长期服用苯妥英钠治疗癫痫者有 40%～50% 发生牙龈纤维性增生,年轻人多于老年人。组织培养表明苯妥英钠能刺激成纤维细胞的分裂活动,使合成蛋白质和胶原的能力增强,同时,细胞分泌无活性的胶原溶解酶。合成大于降解,致使结缔组织增生。有人报告药物性龈增生患者的成纤维细胞对苯妥英钠的敏感性增高,易产生增殖性变化,此可能为基因背景。环孢素 A 为免疫抑制剂,常用于器官移植或某些自身免疫性疾病患者。有学者报告该药会引起牙龈肥大,服用此药者有 30%～50% 发生牙龈纤维性增生,另有研究发现服药量>500 mg/d 会诱导牙龈增生。硝苯地平为钙离子通道阻断剂,对高血压、冠心病患者具有扩张外周血管和冠状动脉的作用,对牙龈也有诱导增生的作用,约有 20% 的服药者发生牙龈增生。环孢素和钙离子通道阻滞剂两药联合应用,会增加牙龈增生的发生率和加重严重程度。这两种药引起牙龈增生的原因尚不十分清楚,有人报告两种药物以不同的方式降低了胶原酶活性或影响了胶原酶的合成。也有人认为牙龈成纤维细胞可能是钙离子通道阻断剂的靶细胞,硝苯地平可改变其细胞膜上的钙离子流动而影响细胞的功能,使胶原的合成大于分解,从而使胶原聚集而引起牙龈增生。

最近的研究表明,苯妥英钠、环孢素可能通过增加巨噬细胞的血小板生长因子的基因表现而诱导牙龈增生。这些药物能抑制细胞的钙离子摄入(钙是细胞内 ATP 酶活动所必需的)导致牙龈的过度生长。此外,药物对牙龈上皮细胞凋亡的影响作用不可忽视,甚至有的与药物剂量和用药时间呈正相关。这些相关凋亡蛋白的异常表达,可破坏上皮组织的代谢平衡,最终导致龈组织增生。

2.菌斑的作用

菌斑引起的牙龈炎症可能促进药物性牙龈增生的发生。长期服用苯妥英钠,可使原来已有炎症的牙龈发生纤维性增生。有研究表明,牙龈增生的程度与原有的炎症程度和口腔卫生状况有明显关系。人类和动物实验也证实,若无明显的菌斑微生物、局部刺激物及牙龈的炎症或对服药者施以严格的菌斑控制,药物性牙龈增生可以减轻或避免。但也有人报告,增生可发生于无局部刺激物的牙龈。可以认为,局部刺激因素虽不是药物性牙龈增生的原发因素,但菌斑、牙石、食物嵌塞等引起的牙龈炎症能加速和加重药物性牙龈增生的发展。

(二)病理

不同药物引起的龈肥大不仅临床表现相似,组织病理学表现也相同。上皮和结缔组织有显著的非炎症性增生。上皮棘层增厚,钉突伸长到结缔组织深部。结缔组织内有致密的胶原纤维束,成纤维细胞和新生血管均增多。炎症常局限于龈沟附近,为继发或伴发。

(三)临床表现

药物性龈增生好发于前牙(特别是下颌),初起为龈乳头增大,继之扩展至唇颊龈,也可发生于舌、腭侧牙龈,大多累及全口龈。增生龈可覆盖牙面 1/3 或更多。病损开始时,点彩增加并出现颗粒状和疣状突起,继之表面呈结节状、球状、分叶状,色红或粉红,质地坚韧。口腔卫生不良、创伤殆、龋齿、不良充填体和矫治器等均能加重病情。增生严重者可波及附着龈并向冠方增大,以致妨碍咀嚼。当牙间隙较大时,病损往往较小,可能由此处清洁作用较好所致。无牙区不发生本病损。牙龈肥大、龈沟加深,易使菌斑、软垢堆积,大多数患者合并有牙龈炎症。此时增生的牙龈可呈深红或暗红色,松软易于出血。增生的牙龈还可挤压牙齿移位,以上、下前牙区较多见。

苯妥英钠性牙龈增生一般在停药后数月之内增生的组织可自行消退。切除增生牙龈后若继续服药,病变仍可复发。

(四)诊断与鉴别诊断

1.诊断

(1)患者有癫痫或高血压、心脏病或接受过器官移植,并有苯妥英钠、环孢素、硝苯地平或维拉帕米等的服药史。一般在用药后的 3 个月即发病。

(2)增生起始于牙间乳头,随后波及龈缘,表面呈小球状、分叶状或桑椹状,质地坚实、略有弹性。牙龈色泽多为淡粉色。

(3)若合并感染则有龈炎的临床表现,存在局部刺激因素。

2.鉴别诊断

药物性龈增生主要应与伴有龈增生的菌斑性龈炎和龈纤维瘤病相鉴别。

(1)伴有龈增生的菌斑性龈炎:又称为增生性龈炎,是慢性炎症性肥大,有明显的局部刺激因素,多因长期接触菌斑所引起。增生性龈炎是牙龈肿大的常见疾病,好发于青少年。龈增生一般进展缓慢,无痛。通常发生于唇颊侧,偶见舌腭侧,主要局限在龈乳头和边缘龈,可限于局部或广泛,牙龈的炎症程度较药物性龈增生和遗传性牙龈纤维瘤病重。口呼吸患者的龈增生位于上颌前牙区,病变区的牙龈变化与邻近未暴露的正常黏膜有明显的界线。牙龈增生大多覆盖牙面的 1/3~2/3。一般分为 2 型。①炎症型(肉芽型):炎症型表现为牙龈深红或暗红,松软,光滑,易出血,龈缘肥厚,龈乳头呈圆球状增大。②纤维型:纤维型表现为牙龈实质性肥大,较硬而有弹性,颜色接近正常。临床上炎症型和纤维型常混合存在,病程短者多为炎症型,病程长者多转变为纤维型。

(2)龈纤维瘤病:龈纤维瘤病可有家族史,而无服药史。龈增生较广泛,大多覆盖牙面的 2/3 以上,以纤维性增生为主。

(五)治疗

(1)停止使用或更换引起牙龈增生的药物是最根本的治疗,然而大多数患者的病情并不允许停药。因此必须与相关的专科医师协商,考虑更换使用其他药物或与其他药物交替使用,以减轻不良反应。

(2)去除局部刺激因素,通过洁治、刮治去除菌斑、牙石,消除其他一切导致菌斑滞留的因素,并指导患者切实掌握菌斑控制的方法。治疗后多数患者的牙龈增生可明显好转甚至消退。

(3)局部药物治疗对于牙龈炎症明显的患者,除了去除菌斑和牙石外,可用3%过氧化氢液冲洗龈袋,并在袋内置入抗菌消炎的药物,待炎症减轻后再进行下一步的治疗。

（4）手术治疗：对于虽经上述治疗但增生的牙龈仍不能完全消退者，可进行牙龈切除并成形的手术治疗；对于重度增生的患者为避免角化龈切除过多可采用翻瓣加龈切术的方法。术后若不停药和忽略口腔卫生，则易复发。

（5）指导患者严格控制菌斑，以减轻服药期间的牙龈增生程度，减少和避免手术后的复发。

对于需长期服用苯妥英钠、硝苯地平、环孢素等药物的患者，应在开始用药前先治疗原有的慢性牙龈炎。

参 考 文 献

[1] 田杰.现代五官科临床诊断与治疗[M].长春:吉林科学技术出版社,2019.

[2] 张敬一.五官科医师处方手册[M].郑州:河南科学技术出版社,2020.

[3] 赵丹,柴传红.实用五官科疾病诊疗[M].北京:科学技术文献出版社,2020.

[4] 赵晨,薛善群,杨杭.实用五官科诊断与治疗[M].天津:天津科学技术出版社,2020.

[5] 张霞.五官科疾病临床检查与诊疗[M].天津:天津科学技术出版社,2020.

[6] 李俊福.临床五官科疾病诊疗应用[M].长春:吉林大学出版社,2019.

[7] 尹燕.新编五官科疾病诊疗要点[M].长沙:湖北科学技术出版社,2019.

[8] 聂冬丽.五官科重症救护技术与实践[M].长春:吉林科学技术出版社,2019.

[9] 宋广斌.新编五官科疾病诊断与防治[M].长沙:湖南科学技术出版社,2020.

[10] 迟艳侠.五官科常见疾病综合诊疗[M].北京:中国纺织出版社,2020.

[11] 南杰.五官科疾病诊疗及药理学[M].天津:天津科学技术出版社,2020.

[12] 王园园.新编五官科疾病综合治疗学[M].长春:吉林科学技术出版社,2020.

[13] 薛朝华.临床五官疾病综合救护精要[M].南昌:江西科学技术出版社,2020.

[14] 黄珍珍,谢怡,陈元胜.现代五官医学[M].天津:天津科学技术出版社,2020.

[15] 郑得海.眼科疾病诊疗学[M].长春:吉林科学技术出版社,2020.

[16] 李文柱.五官科疾病诊治进展[M].北京:科学技术文献出版社,2019.

[17] 殷晓萍.实用五官科基础与临床[M].北京:中国纺织出版社,2019.

[18] 刘小伟.精编五官科疾病诊疗思维与实践[M].上海:上海交通大学出版社,2019.

[19] 段练.临床常见五官科疾病诊疗[M].北京:科学技术文献出版社,2019.

[20] 杨莲.临床五官科疾病诊疗学[M].北京:中国纺织出版社,2019.

[21] 杜慧.临床五官科疾病诊治精要[M].天津:天津科学技术出版社,2019.

［22］娄华东.临床五官科疾病诊断与治疗［M］.长春:吉林科学技术出版社,2019.

［23］张辉.新编五官科疾病综合治疗学［M］.长春:吉林大学出版社,2019.

［24］杨东东.临床口腔科疾病诊疗［M］.上海:上海交通大学出版社,2020.

［25］齐方梅.新编五官科疾病诊疗学［M］.武汉:湖北科学技术出版社,2018.

［26］苏秋霞.现代临床五官科疾病诊疗学［M］.上海:上海交通大学出版社,2018.

［27］周爱娟.口腔科疾病诊断与治疗［M］.北京:科学技术文献出版社,2020.

［28］刘苗.口腔疾病临床诊疗与修复［M］.长沙:湖南科学技术出版社,2020.

［29］武媛.新编口腔医学诊疗精要［M］.南昌:江西科学技术出版社,2020.

［30］李睿敏.现代实用口腔科疾病诊断与治疗［M］.青岛:中国海洋大学出版社,2020.

［31］张文.口腔常见病诊疗［M］.北京:科学出版社,2020.

［32］吴丽华.耳鼻咽喉疾病临床诊疗学［M］.哈尔滨:黑龙江科学技术出版社,2020.

［33］郭春献.临床耳鼻咽喉疾病诊断与治疗［M］.哈尔滨:黑龙江科学技术出版社,2020.

［34］刘小琴.如何区分角膜炎和结膜炎［J］.家庭医学(下半月),2020,(6):54-55.

［35］莫日根高娃.治疗结膜炎的体会［J］.中国蒙医药(蒙),2020,(7):58-59.

［36］孙阳,常红.鼻窦炎术后应用布地奈德的疗效观察［J］.中国实用医药,2021,16(2):150-152.

［37］管立范,王密.慢性牙周炎药物治疗的研究进展［J］.医学综述,2021,27(2):334-338.

［38］鲍叶飞.鼻腔冲洗在鼻腔鼻窦炎性疾病中的应用［J］.中国乡村医药,2021,28(1):74-75.

［39］史鹏帅.鼻渊舒口服液联合布地奈德鼻喷雾剂对鼻窦炎患者炎性因子水平的影响［J］.医学理论与实践,2021,34(2):270-272.

［40］林意澄,丁一,肖诗梦.牙周塞治剂的现状及发展［J］.临床口腔医学杂志,2021,37(1):59-62.